HISTOIRE DU REPOS

アラン・コルバン

休息の歴史

小倉孝誠・佐野有沙 訳

藤原書店

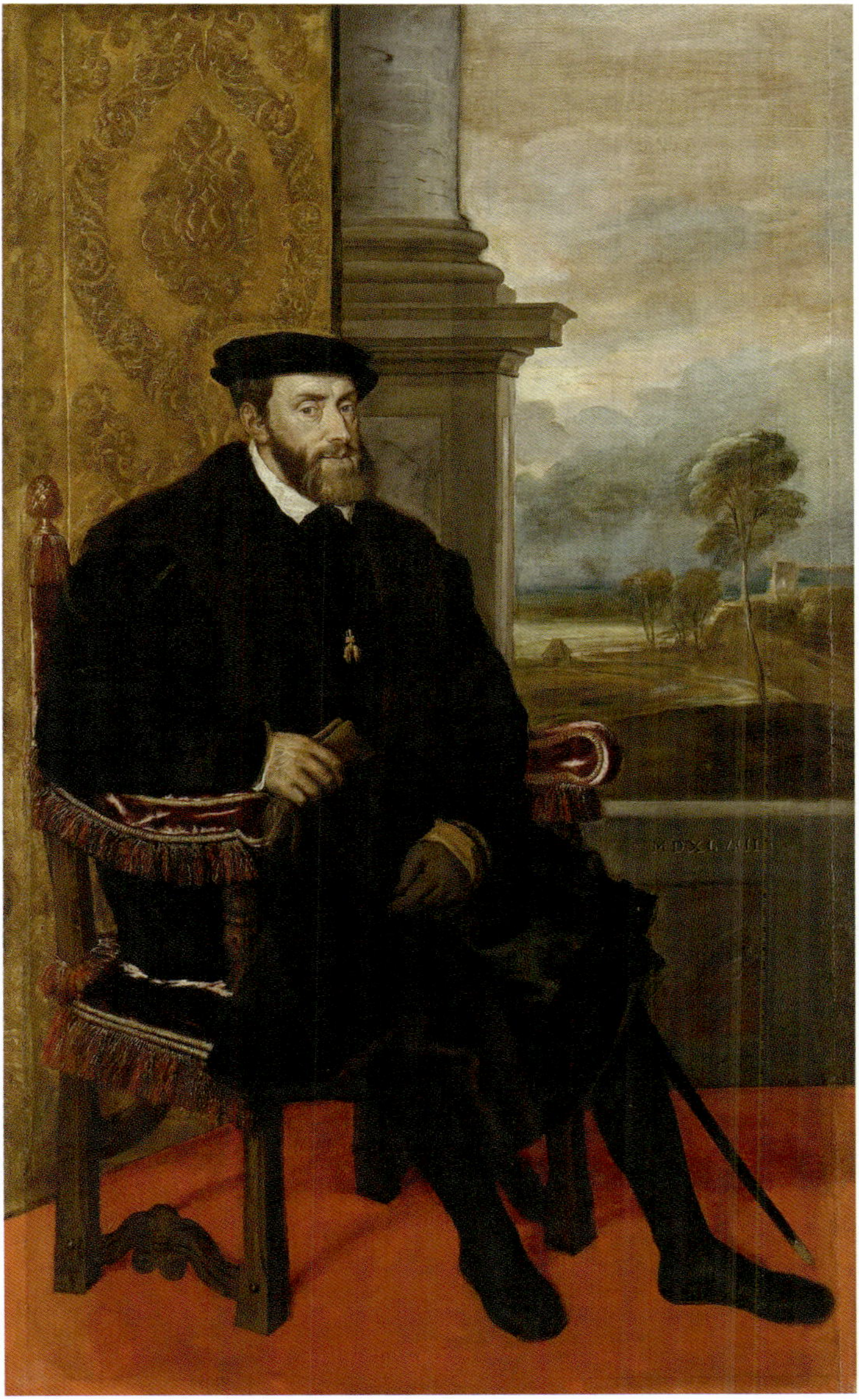

図1　16世紀前半、神聖ローマ皇帝、スペイン王としてヨーロッパで権勢を振るったカール五世（1500–58）は、晩年ユステに隠居した。ティツィアーノ・ヴェチェッリオ《カール五世の肖像》（1548）。（〈閑話休題〉参照）

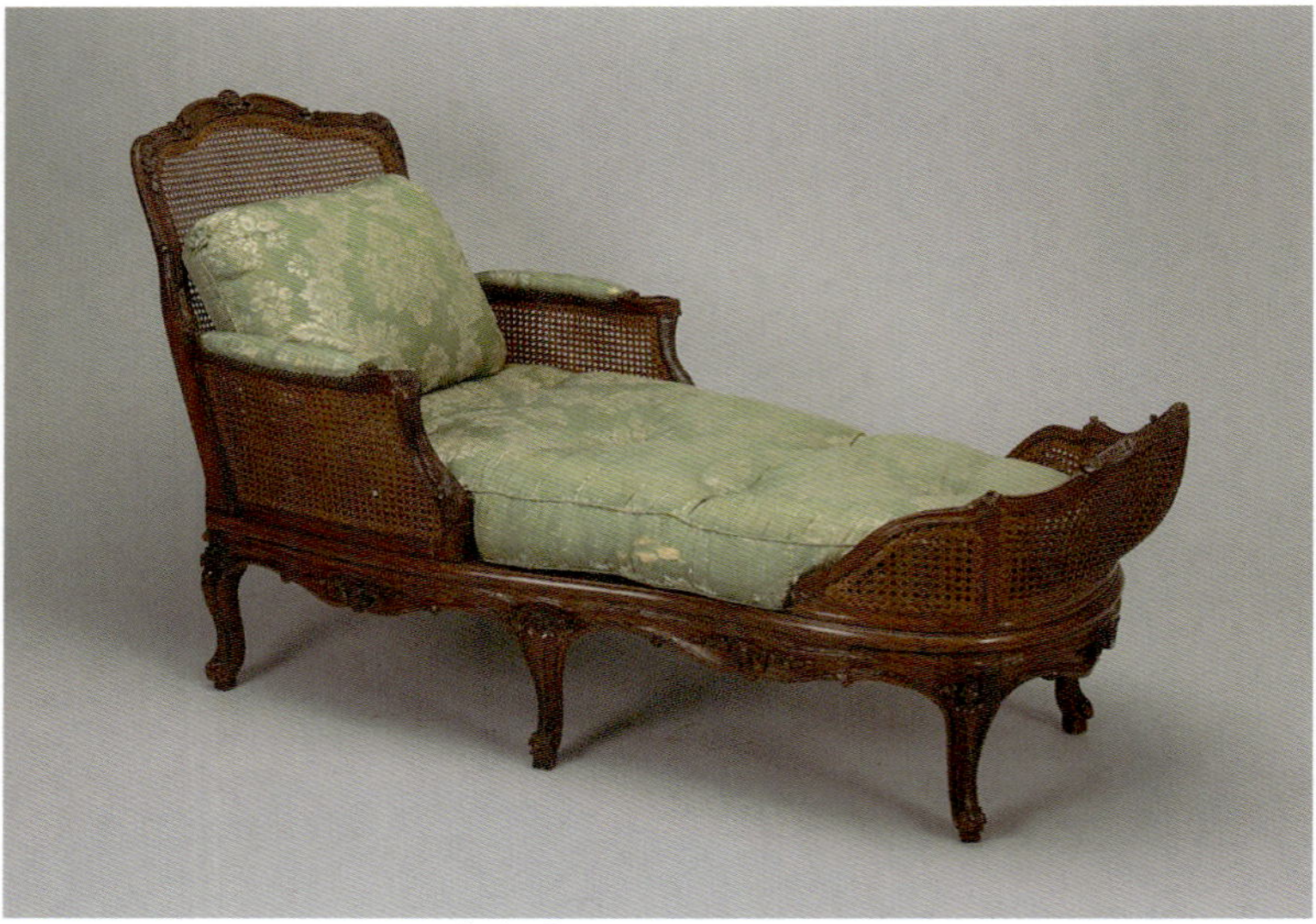

図２　18 世紀に流行した「寝椅子《デュシェス》」と呼ばれた家具。休息の姿勢に変化をもたらした。（第 7 章、74 頁参照）

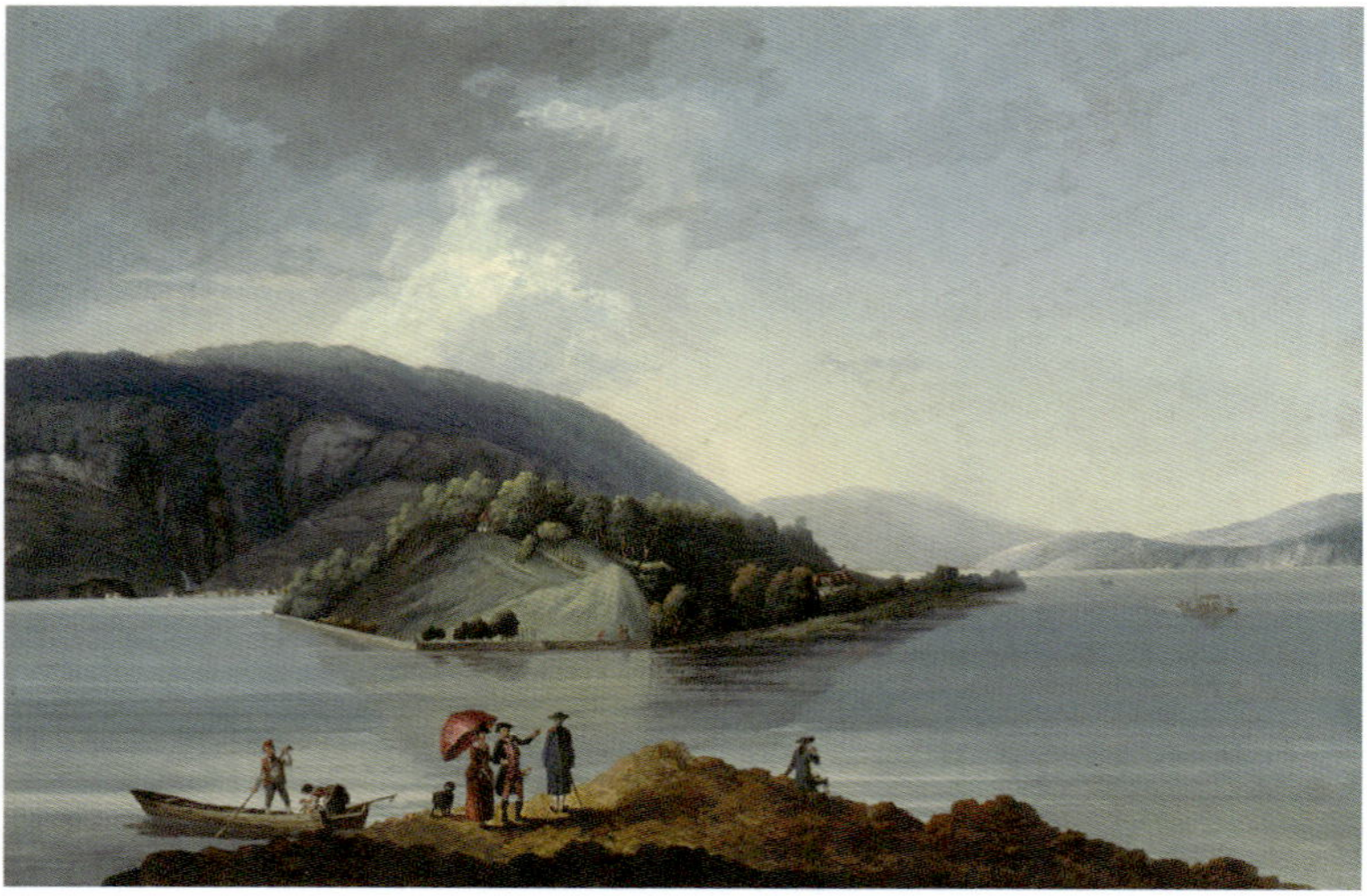

図３　スイス、ビエンヌ湖の風景、18 世紀末の版画（J・J・ハルトマン、J・B・シュトゥンツ画）。ルソーが湖畔に滞在し、休息と夢想の結びつきを語ったことで有名になった。（第 8 章、92–95 頁参照）

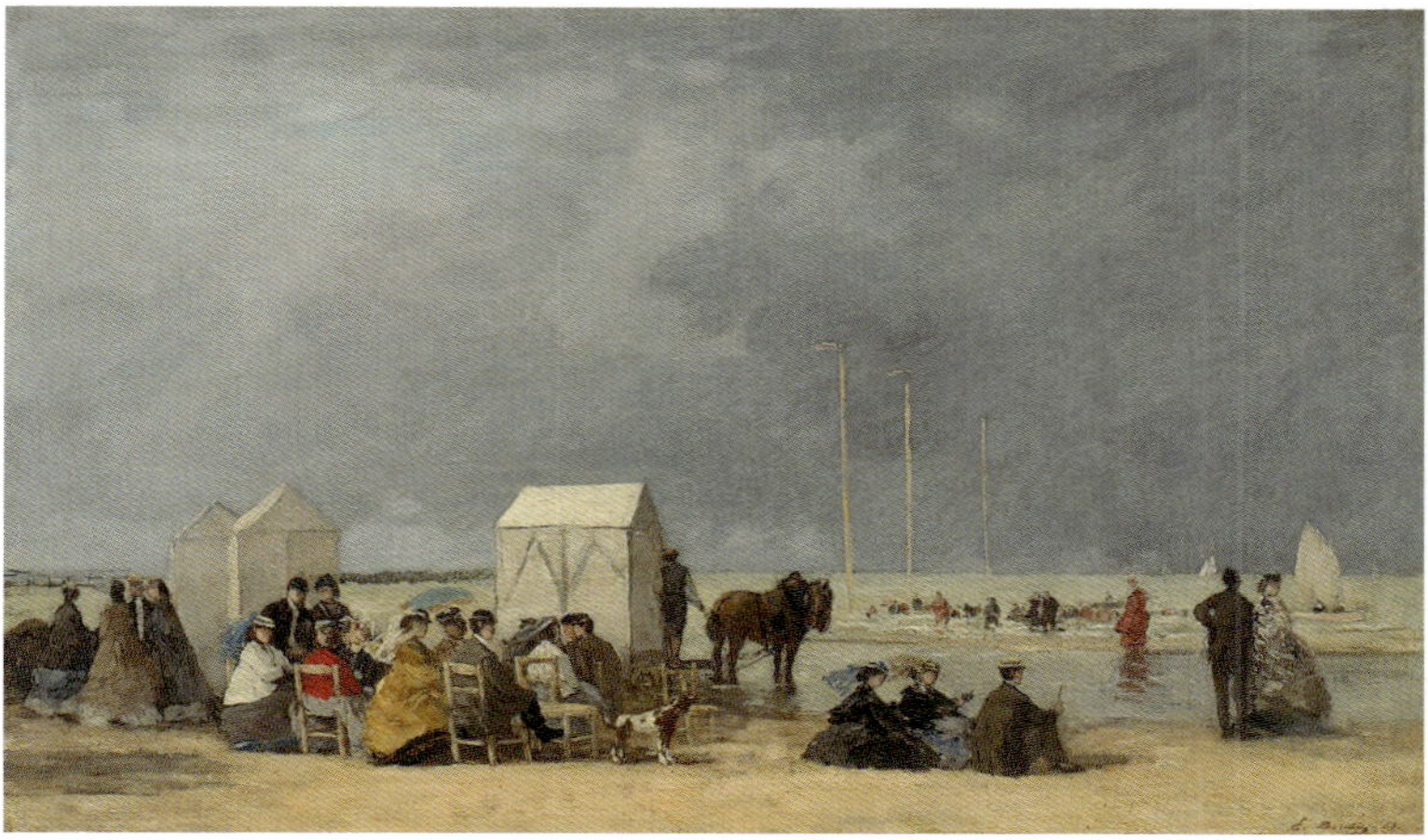

図4　フランス北西部のノルマンディー海岸は、19世紀初頭から保養地として発展した。海辺での保養は上流階級にとって重要な休息形態だった。
ウジェーヌ・ブーダン《ドーヴィルの水浴時間》(1865)。(第8章、103頁参照)

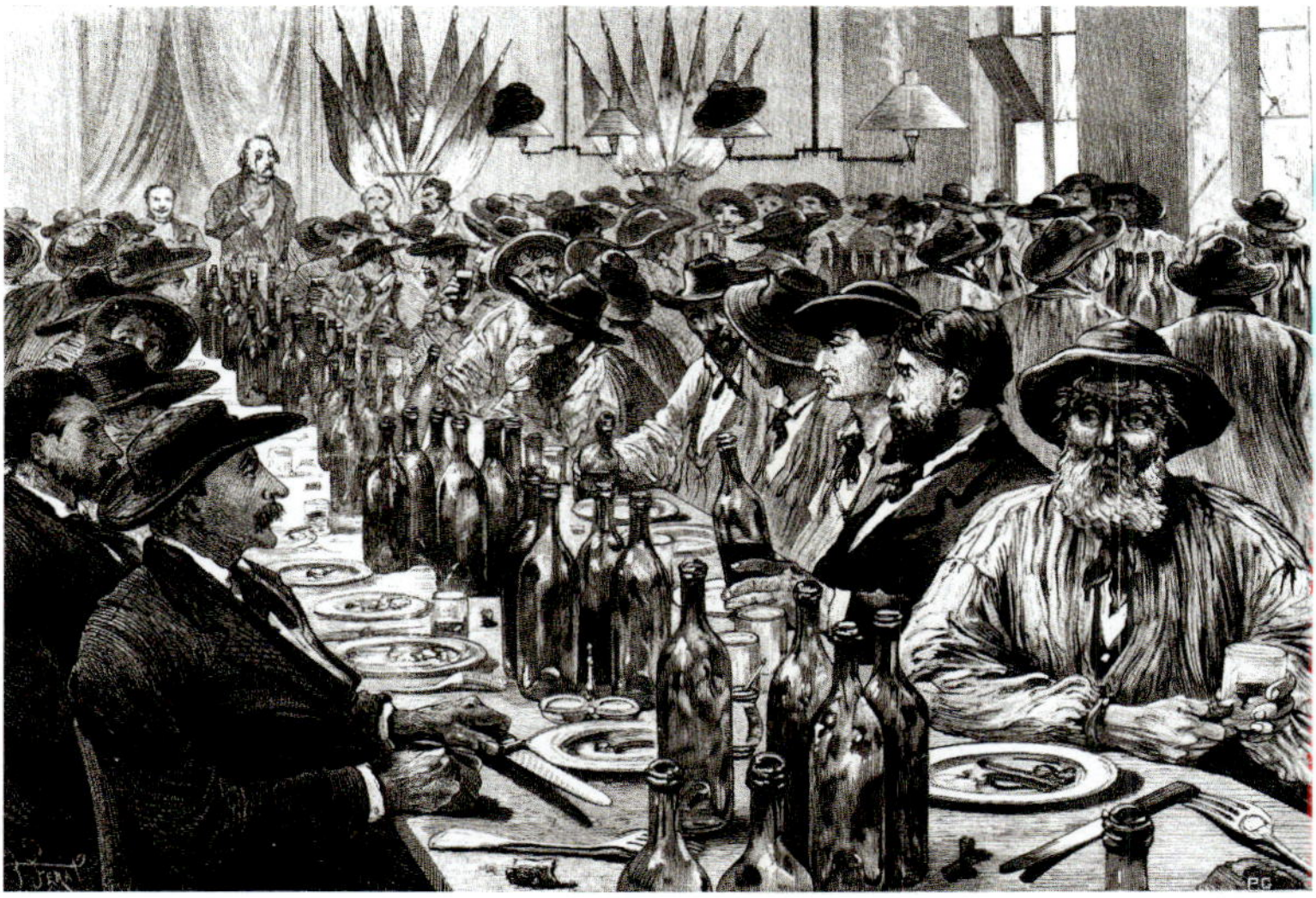

図5　サン＝テチエンヌの炭鉱夫たちの宴会（ポール・ルヌアール画）。食事のテーブルを囲むことは、労働者にとって疲労回復のためのたいせつな儀式だった。(第11章、132頁参照)

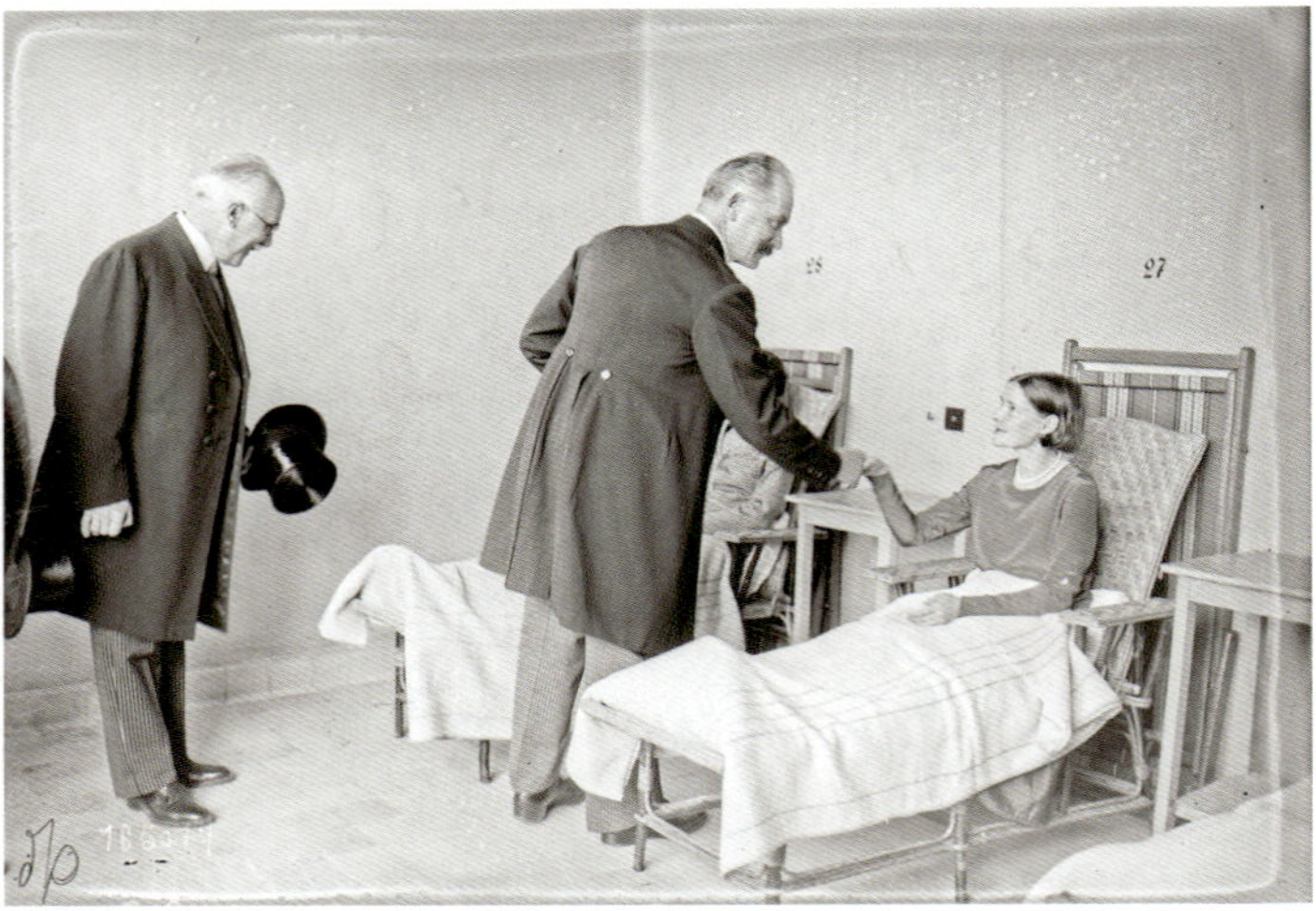

図 6　フランス北西部の町カーンのサナトリウムで、患者を見舞うルブラン大統領（1932 年）。19 世紀末から 20 世紀半ばにかけて、結核は世界中で猛威を振るった。多くの患者がサナトリウムに送られ、そこで休息治療の時間を過ごした。（第 12 章参照）

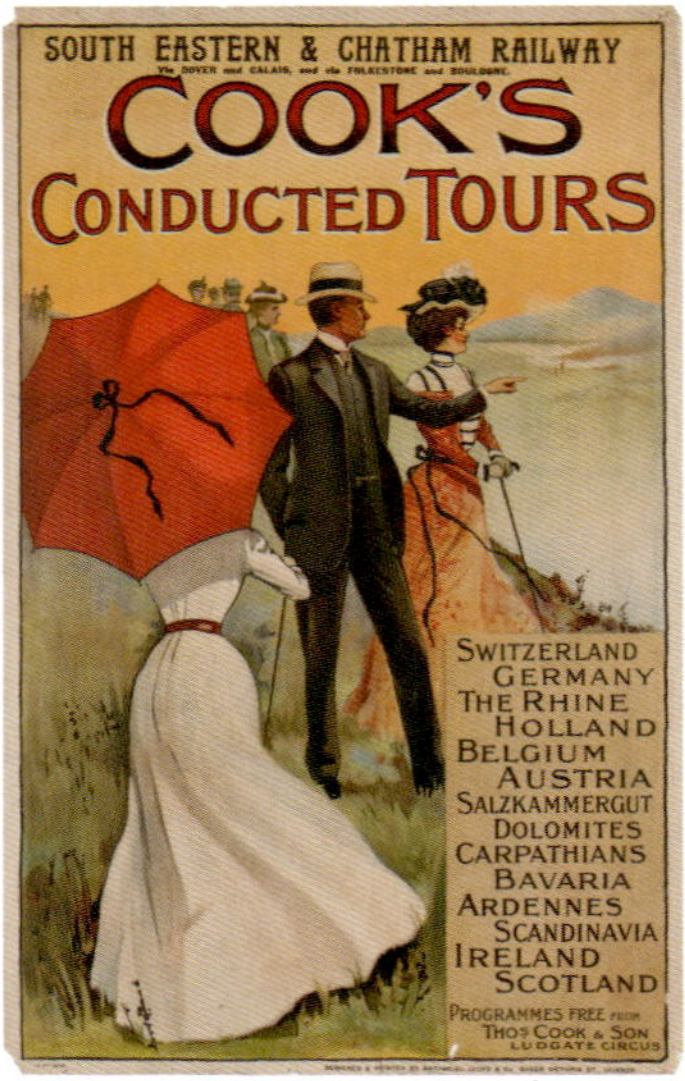

図 7　20 世紀、休息はレジャーに取って代わられるようになった。観光へと誘うトーマス・クックの宣伝ポスター。（結論、148 頁参照）

休息の歴史

目次

序　11

第1章　安息日と楽園の休息　15
……神に捧げられた「安息」と、楽園における「休息」の重なりと違い。
西洋史の根源にある、聖書に描かれた「休息」とは
聖書のなかの安息日　16
ミルトンの『失楽園』　20

第2章　永遠の安息――歴史の根本的な土台　23
……「永遠の安息」という救済を求めて。
「死する術」として重視されたレクイエム
救済と安息を得るために　24
音楽が表現する安息　26

第3章　休息と心の平穏　29
……休息がもたらすのは、魂の平穏か、「魂のまどろみ」による破滅か。
十七世紀、パスカル、ボシュエらにおける複雑な様相
パスカルと「気晴らし」　30

心の平穏　32
ボシュエの反静寂主義　36

第4章　近世の隠居、引退あるいは「休息を編み出す技」　39
……休息を「自ら作る」ために。モンテーニュ、ラ・ロシュフーコー、そしてモラリスト作家たちが語った「隠居」「引退」という人生最終段階の「休息」

モンテーニュと隠居の哲学　40
モラリスト作家による休息礼賛　43

〈閑話休題〉カール五世　49
……仕事と権力を手放し、五十五歳で隠居を実現したカール五世。最晩年に修道院のかたわらで迎えた静寂と、聖なる最期

スペイン君主の伝統　50
君主はいかにして隠居するか　51

第5章　失脚——休息の機会　55
……パリの宮廷社会を追われ、地方に引きこもるということ。喧噪から離れ、自分と向き合い、人生を楽しむ時間
宮廷社会と失脚　56
失脚の効用　57

第6章　監禁状態での休息　61
……宗教的・政治的な幽閉や、災害からの避難がもたらす魂の喜びと休息の時間、そして、比類無き「引きこもり」の空間としての寝室
『エプタメロン』、幽閉の物語　64
避難所としての寝室　65
休息の効用　68

第7章　便利な品々と休息の新たな姿勢、十八—十九世紀　71
……内面への関心が高まった時代、それに対応する外部空間の「快適さ」の希求が生じた。寝椅子、ロッキングチェアなど「休息」の道具の登場
利便性の探求　72

新たな椅子の時代　75

第8章　自然のなかの休息――前奏曲　77

……西洋人の想像力を刺激してきた「心地よき場」の伝統。自然のただ中での「休息」という経験と、「レジャー」「治療」の時空間への変質の萌芽

ウェルギリウスと古代の自然　78
なぜ詩を参照するか　82
ロンサールと老いへの恐怖　84
草むらでの休息　89
ルソーと湖畔の休息　92
政治的な休息　97
海辺での保養　99
社交と治療　102

第9章　大地の休息　107

……機械化以前の時代の農村社会のありようとは。季節の循環にしたがって生きる人びとに、現代的な意味での「休息」はあったか

季節の移行と休息　108

農村世界の状況 109

第10章 日曜日の休息と「休息の悪魔」 113
……神に捧げられた安息日から、休息のための「日曜日」へ。
十八世紀、世俗化と「私生活」への欲求による「家族の時間」への変質

キリスト教と日曜日 114
世俗化と祝祭化 118
退屈な日曜日 121

第11章 疲労と休息 127
……ブルジョアの自己実現のための「自由時間」と、労働者の疲労回復のための
「休息」。十九世紀、産業革命以後の、制度と管理のなかの「休息」

産業革命と余暇 128
労働者の休憩時間 131
疲労からの回復 132

第12章　十九世紀末から二十世紀半ばにおける治療としての休息　137
……結核が猛威をふるった時代における隔離と休息の役割。海や山における休息と治療の場としてのサナトリウム
結核の脅威　138
サナトリウムの情景　139
結論　145
休息の二千年史　145
休息からレジャーへ　147
謝辞　150
訳者あとがき（小倉孝誠）　151
原注　168
人名索引　171

凡例

一　訳注は〔　〕で本文中に記した。

一　コルバン自身による引用文の省略は［…］で示した。

一　引用箇所の翻訳について、既訳のある文献に関しては適宜既訳を参照しつつ、独自に訳出した。いちいちお名前は記さないが、訳者にはこの場を借りてお礼申し上げる。

一　読みやすさを考慮して、訳者の判断で原著にはない小見出しを付した。

一　口絵図版、人名索引は原著にはなく、本訳書で独自に付した。

休息の歴史

休息しているときこそ、人は自分がなにを考えているかわかる。

アラン『プロポ』、一九〇九年七月二十八日

序

「ああ。起業のノウハウでもあったら、今ごろ寝転がっていたんだがなあ」。耳に残る言葉だった。家族の友人のだれかと話していたときだった。一九七七年のことだ。寝転がる、なにもしない、瞑想にふける。一九三〇年代の小説『横たわる人々』〔ジャンヌ・ガルジーの作品。ただし出版は一九二三年〕のことを思いだした。そこで主題となっていたのは病人たち、病苦を耐えしのぶための治療だ。療養所では、日曜日の二つのミサの合間、週のうちの唯一の休息時間は家族との文通にあてられる……。こうした断片がおしよせては、今はなき治療法を彷彿とさせた。

「自分には休む必要がある」と言うこと、また思うことは、ある欲望、ある感情を言いあらわすことだ。わたしたちはそれを何気なく、動物と同様人間の、基本的欲求の表現と見なしている。そのためこの欲求は、いわば歴史とは関係ないと思われるかもしれないが、それは誤りだ。休息の定義、また姿かたちは、諸世紀を通じて変化しつづけた。そしてしばしば、そうした定義や姿かたちは、もつれあい、重なりあい、ぶつかりあってきた。どう考えても、いつかは永遠の安息へと至りたいという願いと、「燃え尽き症候群《バーンアウト》」に陥らないために休みをとりたいと思うことは、別物である。

ところで子どものころ、この言葉をよく耳にしたのを覚えている。「そっとしておいてあげなさい。休んでいるから」。ちょっとした重々しさと荘厳な空気がただよう瞬間だった。とはいえ当の人物が、眠ってはいないことは明らかだった。では、この人はなにをしていたのか。もっとあとになって軍隊では、三つの号令がわたしたち兵士のふるまいを規定していた。気をつけ、構え、休め、である。訓練や集合のたび、号令はくりかえされた。それぞれの姿勢は、はっきりと異なる三つの態勢を示していた。休めは態勢と呼べるほどのものでもなかったが、それでも若干の緊張感を要求された。ちょうどスポーツで、二つの練習のあいだにはさまれる休憩時間のようなものだ。弛緩状態である。本書は、こうした二つの活動のあいだの逃避のひとときをあらわす、特定の時間について書かれたものではない。そうでなく狙いは、わたしたちの祖先の休息についての概念そのものを理解すること、休息を特徴づけていた人間存在の目まぐるしさを感じてもらうことである。

本書はこのテーマについて書かれた研究の成果――そもそも数はそれほど多くない――を詰めこんだものではない。狙いとするのは、俯瞰的な視線でもって、休息の姿かたちや技法の起源また発展を、時代を通じてあきらかにすることである。起源や発展のもっとも力強い瞬間と同時に、場合によっては衰退の時期も見定めるつもりだ。すると重なり合い、革新、停滞の歴史のうちに、「文化の遺物」というかたちで、その時代その時代が浮かびあがってくるはずである。

休息は以前の世界ではあまりに重要だったため、あらゆる芸術的創造に広まっていた。絵画は、労働をはなれ、みずからのうちに引きこもる人物の様子を描いてきた。文学もそうした瞬間を切りとっており、あとで触れることになるだろう。しかし本書でわたしは、虚構でなく、記録にもとづく資料に重きをおきたかった。社会の、そして人間の信仰が、このテーマについてどのように構築されていったかを考察するためだ。よってわずかな例外をのぞき、小説についてはここでは扱わないこととした。

目的はしたがって、休息が救い、つまり永遠《とわ》の幸福の状態と同一視されていた時代から、「大いなる休息の世紀」――簡単に言ってしまえば十九世紀最後の三十年間から二十世紀なかばにかけての時代——へといたる道筋を理解してもらうことである。これに重なるように、多少時間の前後はありつつも、海辺というあたらしい快楽の場の創造、日焼けブームが象徴する太陽のもとでの休息の覇権、休息のあらたな神殿であるサナトリウムで行われる治療目的の休息、はたまたフランスにおける有給休暇——仕事による疲労を癒すことを目的とした休息の時間——の需要の広がり、といったものが出てくることになる。

このような道のりをたどるには、休息の起源へと立ちかえる必要がある。西洋世界の根底をなすあのいにしえの、聖書の時代へと。

第1章

安息日と楽園の休息

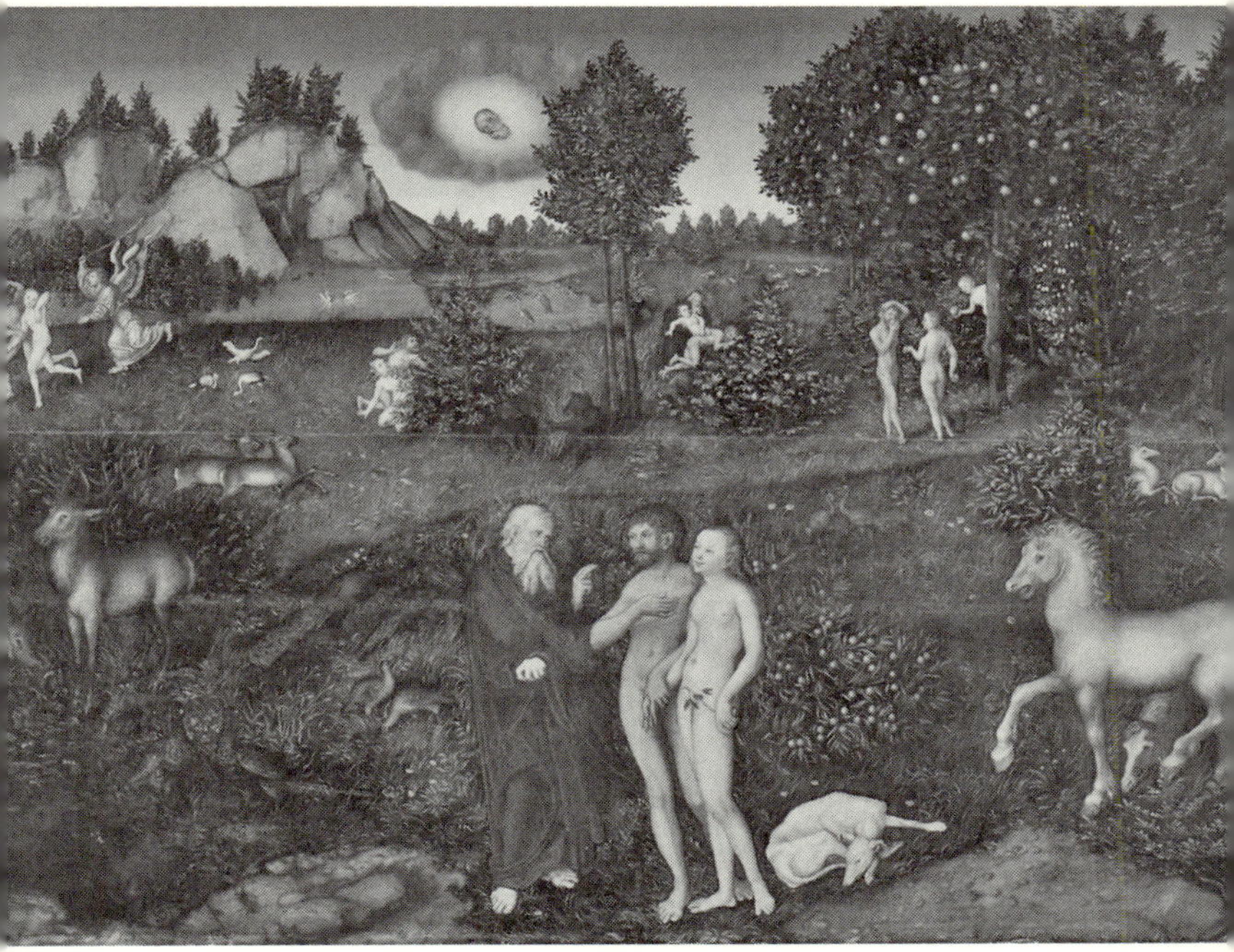

クラナッハ《楽園のアダムとイヴ》（1530）

聖書のなかの安息日

『創世記』で描かれた天地創造の果てに、神が「休まれた」という信念は、長らく素朴な人々のあいだで、七日目に休むということの根拠となり、それを正当化してきた。これはユダヤ人の安息日の休息に由来があり、『創世記』ではなく、『出エジプト記』、『レビ記』、『民数記』に含まれるさまざまな戒律のうちのひとつである。このいわゆる神の休息は、多くの浅学なキリスト教徒たちが共有している信仰であるが、教会によれば、疲れによる創造者の休息ではない。なぜなら、それは神の完全性と永遠性に反することであり、神の人格を被造物の一部の地位に貶めてしまうことになるからである。キリスト教神学者の見解によると、週の七日目ではなく一日目に祝われる「神の休息」(後述)は、新たな「創造へのエネルギーの伝達」を開始する「創造的な推進力」であり、サイクルの始まりである。つまりここでの休息とは、なにもしないという意味ではない(1)。

信者が七日目に休息することは、聖書にも繰り返し記されている。『出エジプト記』で、ヤハウェはモーセにこう言っている。「そなたはイスラエルの民に話しかけ、こう伝えるのだ。

わたしの安息日をきちんと守らなければならない。それは、そなたたちの世代を通じた、わたしとそなたたちとの間のしるしであり、わたしがそなたたちを聖別するヤハウェであることを知るためにある。安息日はそなたたちにとって聖なるものだから、守りなさい」(2)。安息日を命じるこの神の言葉は、安息日を、神とその民との間の契約のしるしであると同時に、信者を聖別する神聖な時とする。モーセに向けられたヤハウェの言葉は、これで終わりではない。「それ［安息日］を冒瀆する者は誰でも死刑に処され、その日に仕事をする者はその民の中から断たれる」(3)。罰則の厳しさは、ヤハウェが安息日の休息を重要視していることを示している。それは死刑に処されることを繰り返しているだけに、なおさらである。「六日間はやるべき仕事を行うが、七日目は、ヤハウェに捧げられた完全な休息となる」(4)。ここにユダヤ人の歴史における七日目に与えられた意味が定義されており、冒頭でも少し述べたが、キリスト教徒たちはここから着想を得つつ、その意味を改変していくことになる。この日はたんに疲れを癒すという意味での休息の日ではなく、何よりもまず神に捧げられた、「永遠の契約」を刻印する日である。「それは永遠のしるしである」。その後あらゆるキリスト教の機関が、日曜日の休息はこの日の時間を神聖化するものだ、ときまって言うようになる。

　続くいくつかの書物で、ヤハウェはこの戒律を繰り返す。『出エジプト記』ではこう明言している。七日目は「耕すにせよ、収穫するにせよ」仕事をしてはならない。そして何よりも「そなたたち［イスラエルの民たち］にとって、それは聖なる日、完全にヤハウェに捧げられた休息の日」となることを再び言い渡す。重要なのは完全な休息というよりも、その聖なる価値である。「安息日には、そなたたちの住居のいかなる場所でも、火を燃やしてはならない[5]」。

神は『レビ記』でもこの主題に立ち戻ってくる。そして戒律を繰り返し、安息日を「聖なる集会の日」とする。これは七日目が指し示すものの範囲を押し広げることになる。

エルサレム学派〔キリスト教徒とユダヤ教徒の学者が共同して共観福音書（マタイ・マルコ・ルカによる福音書）を研究する学派〕の注釈者たちは、キリスト教の日曜日が意味するところについて、彼らの見解を示している。その時間は信者にとって、「世界を創造し、再創造された方［…］、永遠を開始された方[6]」に感謝を捧げる、週の最初の日（第10章参照）となろう。大事なのはユダヤ人とキリスト教徒のあいだで絡み合った、聖書本文の解釈を辿ることである。

聖書、とくに『レビ記』に話を戻そう。ここには「聖年」のうちに「安息年[7]」が設けられたことが書かれている。この時間の設置は、休息の概念に自然を結びつけることになる。ヤハウェはこう命じている。「わたしがそなたたちに与えた地に入るとき、地はヤハウェのために安息の休みをとらなければならない。六年の間は、畑に種をまき、六年の間は、ブドウ畑を剪定し、実を収穫する。しかし七年目には、地はヤハウェのための安息日を迎えるのだ。だから畑に種をまくことも、ブドウ畑を耕すことも、穂を刈り入れることも（したがって穂を束にすることも）、ブドウの実を摘むことも（したがって実を選定することも）、してはならない。それは地にとって休息の年となるだろう」。さらにこの「地の安息日」は、地がふたたび休耕地に入る五十年の節目を前に、四十九年ごとに祝祭《ジュビリー》の年を伴う。地の休息は注目に値するが、注釈者たちによれば、これはとくに聖地にのみ適用されるものであり、キリスト教徒がこの戒律を踏襲していないのはそのためである。

　ここまでで重要だったのは、モーセにたいして命じられた安息日の創設に関する聖書の起源を再確認することだった。これはその後キリスト教徒によって、創造主なる神に捧げられた休息日である日曜日へと変容させられる（後述）。

　さて話は『創世記』である。そこにはもう一つの休息のすがたが見られる。楽園の地に住みついた人間の休息だ。人間の死、動物たちの反抗、共食い、過酷な労働を引き起こすことになったのは、アダムとイヴの罪、それに伴う堕落と罰である。話をよりわかりやすくするために、十七世紀でもっとも有名な叙事詩、ミルトンの『失楽園』を参照しよう。ミルトンは、堕落の翌日には人間が奪われることになる、楽園の休息の重要性を強く認識し、その性質を描写している。彼のテクストは休息に関わる想像的なものの形成に一役買っており、本書で引き合いに出す意義がある。

ミルトンの『失楽園』

ミルトンは、楽園特有の疲労のありさまと同時に、人間には知られていない休息のありさまも描いている。アダムとイヴは日がな一日、「木陰のもと、微かにそよいでいる緑の芝生の上で」庭いじりにふけっている。「二人は澄んだ泉のほとりに座っていた。かれらが笑いの絶えない園芸の労苦に疲れていたとすれば、それは新鮮なそよ風をより心地よく、休息をより安らかに、のどの渇きと空腹をより健康的なものにするのに必要な分だけであった」。心地よい疲労が休息をより美化するという、絶妙な足し引きがここには見られる。堕落の後の休息を必要とする疲労とは、根本的に異なる疲労である。地上の楽園の只中では、休息が望まれるのは当然のことであり、それはいわば「甘い欲求」であるべきだった。これはアダムとイヴが、他のあらゆる生き物が立ち入ることのできない枝葉の「ゆりかご」のなかで取る休息の意味を、より大きくしていくことになる。

動物たちが遊んでいる間、「かれらは花が敷きつめられた、にこ毛のように柔らかな褥《しとね》に横たわって休んだ」[8]。そして「裸で、われわれが普段身につけている衣服に煩わされることなく、かくも美しい夫婦にとってふさわしい愛撫にふけっていた」。ただ二人きりであることが、この休息を特別な感情で彩る。アダムとイヴは、他の者たちの様子を知るよしもなかった。

日が暮れると、アダムはイヴに語りかけながら、得も言われぬ彼らの休息を、自然の休息に例える。「美しき伴侶よ、夜になると万物は休息に入り、わたしたちを同じような休息へといざなう」[9]。神は男と女のために、昼と夜のように仕事と休息を交互に与えた。他の生き物は、暇を持て余しているので、人間ほど休息を必要としない。こうして人間は、地上の楽園で仕事を割り当てられることとなった。

そしてミルトンは、蛇以外には誰も侵すことのできない場所で暮らす、地球全体の夜の休息と結びついた夫婦愛の賛美をとうとうと語り出す。罰の翌日、地上の楽園を追放されると、不幸な夫婦が最初にすることは、ミルトンいわく「休息の場所を選ぶこと」[10]である。

第2章

永遠の安息

――歴史の根本的な土台――

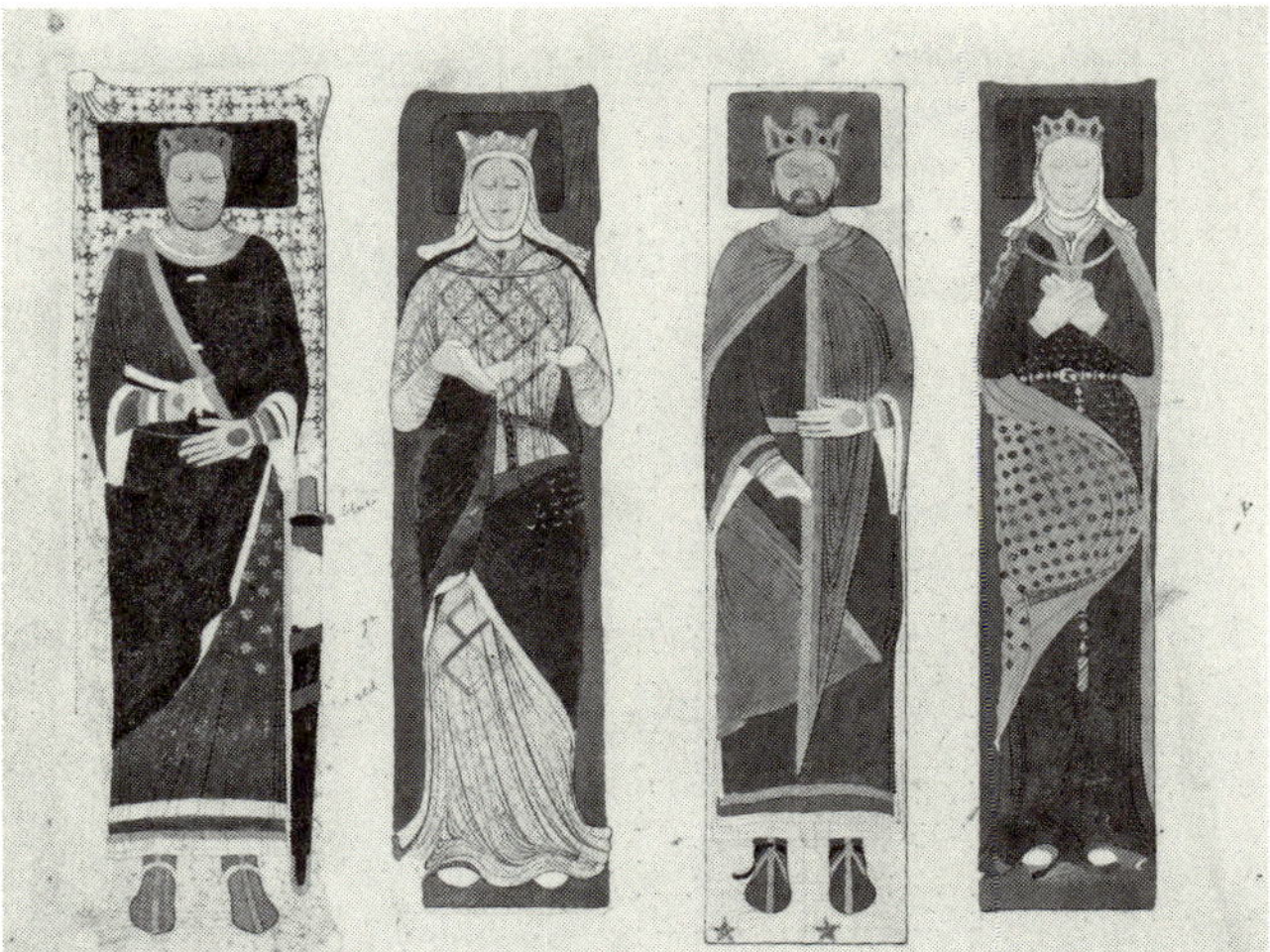

王族の仰臥像（13世紀）

救済と安息を得るために

およそ二千年もの間、人々の心を捉え、休息という概念に根本的な意味を与えてきたのは、永遠の安息だった。神学者たち、説教者たち、修道士たち、そしてあらゆる種類の牧師たちは、下界での生活は単なる些末事であり、本質的なことは救済にある、すなわち、選ばれし民の一人として、贖い主、その父、聖霊を取り巻く天使たちに囲まれて、楽園の安息へ至ることにある、と繰り返し主張し続けてきた。

だからこそ死する術《アルス・モリエンディ》が重要になってくるのであり、葬儀の際の祈りでは、レクイエムが歌われることになる。レクイエムとは、死者のためのミサの入祭唱であり、このことから「死者のためのミサ」の同義語でもある。この入祭唱は、一人ないし複数の死者の魂の安らぎへの祈りとなっている。ラテン語のレクイエム（requiem）は、「休息」を意味するレクイエス（requies）の対格である。入祭唱の出だしは「Requiem aeternam dona eis, Domine」、すなわち「主よ、彼らに永遠の安息を与えたまえ」だ。死者のためのミサの歴史においては、最後の審判、復活、そして地獄の劫罰の脅威が、幾度も強調されてきた。

救済に向けて準備をすること、すなわち、罪を避けて悪魔の魔の手から逃れること、悪魔への恐怖に身を奮い立たせることが、今生における最大の関心事だった。だからこそ自然災害は、怒れる神が送ってよこした懲罰として、あるいは本質的なことは救済と楽園の安息を得ることにあるということを決して忘れないためのしるしとして、解釈されてきたのである。

こうした文脈のなかで、安息を得る前に乗り越えなければならない試練が、最後の審判であり、長い間その日は近いと考えられてきた。死者の墓の近くにある大聖堂や、その他の教会の門は、邪悪な者が地獄《ゲヘナ》とその苦しみに投げ込まれる、この恐ろしい日を想起させたり、表現したりしてきた。

ロマネスク様式とゴシック様式の彫刻は――よく言われるほどではないにしても――人心に重くのしかかり、懲罰への恐怖と、選ばれし民の仲間入りをしたいという強い願望を植え付けてきた。

十九世紀以前――わたしが参照しているのはフィリップ・アリエスの大著と、十八世紀における死について書かれた書籍だ――死んだ者は後年のように、個々人の墓に埋葬されることはなかった。こうした特権はエリートと聖職者だけに限られていた。それでも、最後の審判を待つあいだ休息をさせやすくするという考えから、故人を横たわった姿勢で置くのが通例だった。

寺院に安置された仰臥した人々の墓石は、誰しもの記憶に残っているだろう。

こうしたことは大昔の話にすぎないと思われるかもしれない。歴史家ジャン・ドリュモー〔一九二三―二〇二〇〕の名高い三部作――『恐怖心の歴史』、『罪と恐れ――西欧における罪責意識の歴史』、『楽園の歴史』――の主題となっていた、昔話にすぎないと。しかし話はそんなに単純ではない。

音楽が表現する安息

レクイエムが歌われる儀式、「死者のためのミサ」は、風習の衰退にもかかわらず、今日でもごく一般的に行われている。モーツァルト、ベルリオーズ、ヴェルディ、ブラームス、フォーレといった、近現代の偉大な音楽家たちの多くが、各々のレクイエムをその長い作曲リストに刻んでいる。なかでもフォーレの「イン・パラディスム」〔フォーレの『レクイエム』第七曲〕は、故人に願われた楽園の安息の甘美さを見事に表現している。

キリスト教史に残る偉大な音楽的瞬間のひとつは、ヨハン・ゼバスティアン・バッハの『マタイ受難曲』の最後の数分間だろう。キリストの遺体が墓に安置され、石棺が封印されたあと、信者たちの聖歌隊が復唱する。「イエスは静かに眠っておられる！」そして受難の物語はもっとも崇高な音楽を伴奏に、死が訪れるとき信者もまた自分自身のために願う「甘美な安息」への熱望を繰り返し、終わる。

ヘンデルの『サムソン』の最後では、神殿の破壊とペリシテ人の死後、英雄の遺骸を最後の安息の地へと運ぶ列をなした人々が、彼に「永遠の甘美な」安息を祈る。このように宗教音楽は、必ずしも死者のためのミサ曲ではなくとも、その二つの最高峰が示すように、故人に甘美な安息を願うのである。

十七世紀には、ボシュエがその死についての説教――フランス文学における最も偉大な作品のひとつ――のなかで地上の生への軽蔑と、永遠の安息への熱望を見事に語りかけている。これはほんの一例にすぎない。

レクイエムの聖歌を分析すると、永遠の安息が担ってきた重要性、そして休息のすがたの多様な歴史的変化のなかで、この安息を中心に据える必要性がわかってくる。そうした歴史的変化はむしろ逆に、永遠の持続という感覚からはかけ離れた、しばしば断片的で短い時間の存在によってもたらされたのだから。ここでひとつ、繰り返し語られる言葉を引いておこう。「死者の安息」を邪魔してはならないということである。その点で最悪なのが、墓荒らしだ。死者を尊重するということは、死者の思い出を傷つけないということである。つねに「遺骸は安らかにさせて」おかなければならない。だから墓地は時おり「安息の場」と呼ばれることがあるのだ。

第3章

休息と心の平穏

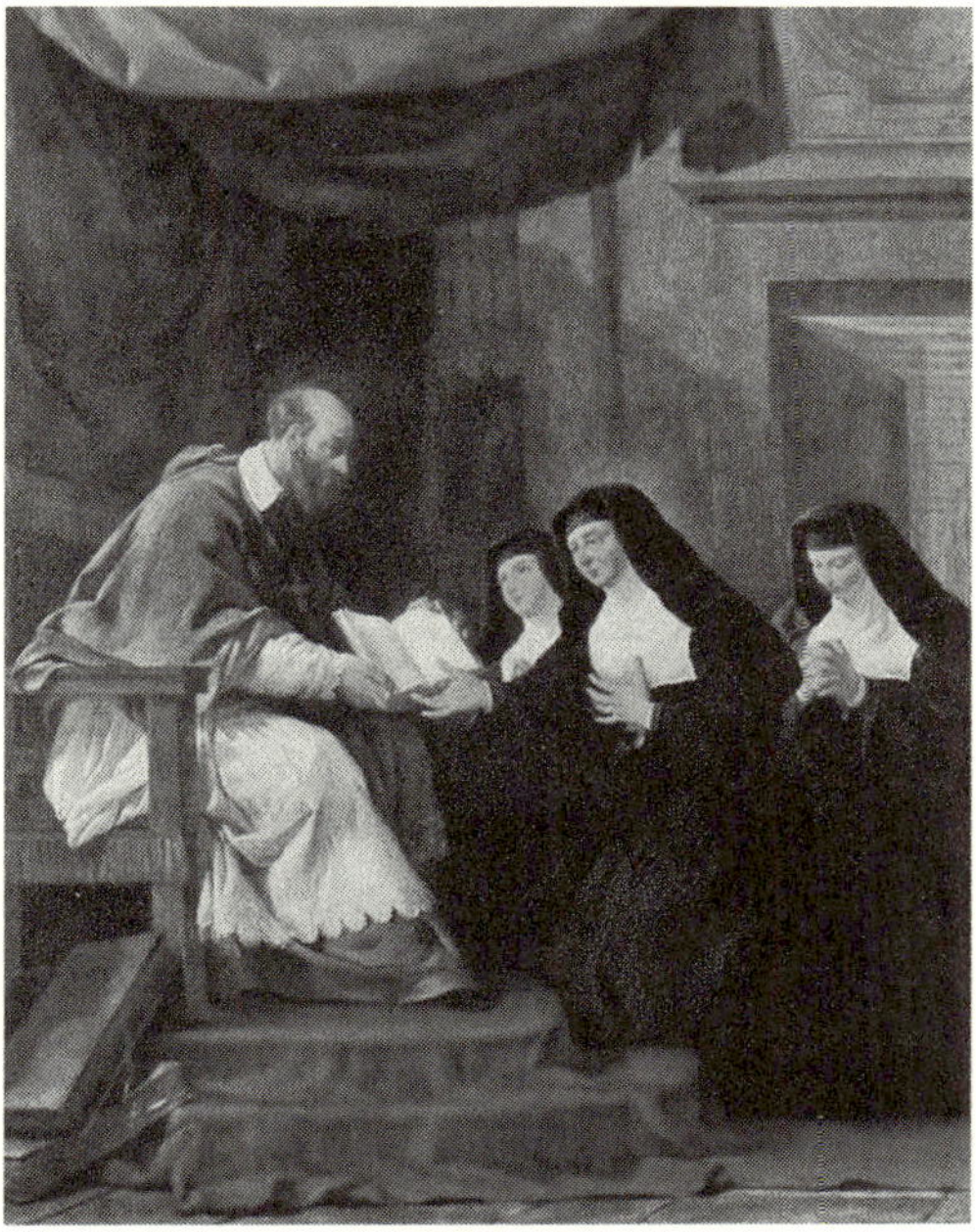

ノエル・アレ《聖母訪問会の戒律を授ける聖フランソワ・ド・サル》（1750）

安息なきところに幸福はなく、
神なきところに安息はない。

マションン

パスカルと「気晴らし」

パスカルにおける休息の様相は、非常に複雑だ。テクストが散在していることも、分析を難しくさせている要因である。第一に『パンセ』の著者によると、「情熱もなく、やることもなく、気晴らしもなく、熱中もなく、完全な休息状態にあることほど、人間にとって耐え難いことはない」。パスカルはこの力強い断言を次のように説明する。そのとき人間は「自らの虚無、自らの打ち捨てられた状態、自らの無力、自らの不充足、自らの依存、自らの無力、自らの無を感じる」のだ。

パスカルは「完全な休息」が人間にもたらすありとあらゆる苦悩について述べている。「人間の心や魂の奥底から、退屈、憂鬱、悲しみ、悲痛、恨み、絶望がやってくる」(1)。退屈は人の心に「自然と根を下ろして」いる。退屈は「精神をその毒で満たす」(2)のだ。読者はここで中世の怠惰《アセディア》の脅威[3]を思い出し、何よりも退屈によって引き起こされる多様な心理状態の正確さに気づく。逆説的なのは「自分だけを愛する人間ほど、何にもましてひとりきりになることを嫌う[4]」ということだ。

完全な休息の結果として、退屈に脅かされた人間は、気晴らしによって退屈から身を守ろうとする。つまり運動、「大きな変化」、騒動、「混乱」、騒音、賭け事などによって、自らの不幸な状態を考えないようにするのである。

どのような状態であれ、「気晴らし」がないことは人間を不幸にする。それは人が孤独にあるときも同様である。要するに「自分のことを考えずにすむ」ためには、外に出かけ、「喧騒を乞う」必要があるのだ。人間にとって、気晴らしがなければ「喜びはなく、気晴らしがあれば悲しみはない[5]」。

ところがパスカルは、休息は拒絶されると、逆説的に望まれるとしている。魂の奥底から、切実に望まれるのだ。秘められた本能が人間を休息へと駆り立てるが、それがなんであるか当の本人にはわからない。パスカルはこう明かす。「人の不幸はすべて、ただ一つのことから来ることをわたしは発見した。自室で、休んだままでいることができないことである[6]」。

秘められた本能が人間を気晴らしへと駆り立てるが、「人間本来の偉大さから派生した別の本能が、じっさい幸福は、休息のなかにのみあり、喧騒のなかにはないことを思い知らせる。そしてこの二つの相反する本能から、渾然一体となったひとつの計画が形づくられる。それは魂の奥底に隠れて表には見えず、喧噪を経ることで人間に休息を取らせようとする(7)」が、この休息とはより深くは、神のうちの安息なのである。なにしろ『パンセ』でパスカルが休息の結論としているのは、「神を求めなければいけない(8)」ということなのだ。

心の平穏

この十七世紀にはまた別の緊張関係が生じるが、それは「神のうちの安息」と呼ばれるものが何を意味するのか知る上で避けては通れない概念を思い起こさせる。当時議論の的になっていた、心の平穏（quiétude）である。十七世紀終わりに神学者、聖職者、説教者、信者の間で論争を引き起こした、静寂主義（quiétisme）〔キリスト教徒としての完成は一切の外的活動を捨てて神に対する愛と魂の受動的観想とに徹するにありとする神秘的教理。スペインのモリノスが提唱し、フランスではギュイヨン夫人やフェヌロンによって展開された〕をめぐる論争といえば、耳にしたことがあるだろう。ここからは心の平穏という問題を中心に検討していく。これは神のうちの安息という古来の概念を、深く彩るものである。quies は平穏という意味で、ここではもちろん疲労の概念とはまったく関係ない。平穏と疲労を結びつけて考えるのは、大きな時代錯誤というものだ。概念の起源を急いで見てしまおう。ここではそれが、十六世紀の神秘主義者のさまざまな感情に根ざしていることだけを強調しておく。アビラのテレサ〔一五一五―八二。スペインの修道女〕は、心の平穏を祈りの第二段階〔テレサによる祈りの四段階（①瞑想、②静寂、③合一、④恍惚または歓喜）のうちの一つ。ただし諸説あり〕で与えられる神の偉大な賜物であると考えた。

この段階では、祈る人はまだ歓喜の境地に達しておらず、後に体験することになる「魂の幸福」に到達していない。この第二段階では、神から与えられた火花が灯されるが、これこそ神からの贈り物のなかで最も尊いもの、心の平穏である。「心の平穏が続くあいだ、魂の務めは、何かをするに際してひたすら穏やかに、静かにすることであり、神への感謝の言葉さえ避けることである」。こうして「意志と休息」が一体となり、言葉や言述、「悟性に関するあらゆる雑音」が消えていく。だからテレサは、この平穏の瞬間に、「魂をその安息のうちに休ませ、知識を捨てなさい」と命じているのだ。この第二段階において祈る人は、「魂が愚直になる」[9]ことを望む神の前に、完全に身を投じるのである。

十七世紀、フランソワ・ド・サル〔一五六七―一六二二。カトリック教会・聖公会の聖人、ジュネーヴ司教〕はアビラのテレサから示唆を得て、心の平穏の概念についてより詳しく考察している。

このテーマを扱った『信心生活の入門』は大成功を収め、数え切れないほどの少女や女性たちがこの本に感銘を受けた。フランソワ・ド・サルは、心の平穏と呼ばれる休息の状態を定義し、その実践と程度を詳述し、常に失われる危険と隣り合わせのこの状態を保つ方法を示した。考えをより明確に敷衍するために、彼は福音書を参照している。

フランソワ・ド・サルが心の平穏をどう定義しているか見てみよう。サラミテ人の女(10)は、自分の魂が「まったく平和である」、「まったく静謐で、休まっている」という状態を経験した。ところが祈りの最中、「この休息はときどき平穏であるという状態を超え、あらゆる魂と力はまるで眠ったようになり、いかなる動きも行動もせず、ただ意志だけが、最愛の人が与えてくれる安らぎと満足を受け取るのみである」。しかも「われわれが感じているということを感じることなく(11)」そうなのだ。

神のうちにあってこの甘美な休息、繊細かつ静謐な感覚を享受する魂は、「俗世のどれほど大きな財産であっても、この休息と引き換えにしようとはしないだろう」。かくしてマグダラのマリアは、イエスの足元で(12)、彼の聖なる言葉に耳を傾けた。「彼女は深い静謐にあって座し、一言も発せず、泣かず、嗚咽ひとつもらさず、ため息さえつかず、微動だにしなかった」。マグダラのマリアは耳を傾ける。イエスは「彼女が最良の取り分を選び、またそれは彼女から奪われることはない」と請け合う。フランソワ・ド・サルは、この取り分とは「平和のうちに、休息のうちに、心の平穏のうちに、愛しいイエスのもとにとどまる[13]」ことであると明言している。

そしてサルは、この「聖なる休息」がどのように実践されるかを説明する。乳房にしがみつく幼子のように、休息と平穏にある魂は「ほとんど無意識のうちに、神の臨在の甘美さを不安なく吸い込む[14]」……。魂が休息のうちにとどまる理由がなにかあるのではないか、とフランソワ・ド・サルは自問する。いやこの状態において、魂はただ神の臨在を享受することに身をゆだねるのだ……。「魂の残りの部分は、すべて神の膝元で平穏である[15]」。

心の平穏を保つためには、「神の臨在の甘美さを感じることで自らの意志を静かに満たす代わりに、自らの悟性を用いて己の持っている感情について議論する[16]」人々のような振る舞いを避けなければならない。「神が聖なる平穏［…］をお与えになる［…］魂は、自分自身や自分の休息を見つめることを、できる限り慎まなければならない。休息を守るためには、それを好奇の目で見てはならない。なぜなら休息は、愛しすぎると失われてしまうからだ[17]」。

このような勧告もある。もし魂が周囲のものによって気をそらされずにはいられないなら、「せめて意志の平穏さを保つように」しなさい。とりわけ想像力のように「行き先を失ったほ

かの力を取り戻そうと」魂が揺らいではならない。「魂が休息を失うことになる」からだ。(18)

ボシュエの反静寂主義

祈りへと至る道の繊細さ、心の平穏と甘美さの絡み合い、自分自身に耳を傾けるのをやめること、そして何よりも魂の絶対的な休息への到達は、包括的な歴史から過去を読みとくことを使命とする者にとって、無視できないものであった。現代において心の平穏（quiétude）という概念が忘却されていること――いっぽうで反意語の不安（inquiétude）はなにかと取り沙汰されている――は、歴史的アプローチとしては不適切だろう。

この十七世紀後半には、フェヌロンやフランソワ・ド・サルに対峙するかたちで、ボシュエという強烈な個性が現れる。この反静寂主義の猛烈な論客が、休息について異なる見解を示しているのは驚くにあたらない。ボシュエは休息についてごくまれに言及するだけで、ついぞ休息を称揚することはなかった。そして死についての説教の中で、自身の考えを明確にしている。すなわちカトリック教会と同一の見解、「休息とはまずもって永遠の安息だ」である。死は人間を待機の状態、休息の状態に置く。「古い建物」――肉体――を離れる人間は、新たな肉体となる運命にある。神は「古い建物が完全に修復されるのを安らかに待つために、わたしたちに部屋を与えてくださるのだ[19]」とボシュエは言う。

　ボシュエは修道院の規則、特に聖ベネディクトゥスとクレルヴォーのベルナルドゥスの規則の偉大さに感銘を受けた。ボシュエは彼らをたいそう好ましく思い、賛辞を捧げている。しかしそれらを読んでも、二十一世紀のわたしたちが理解するような意味での休息のことはほとんど書かれていない。務めを果たすのに必要な力を回復するには、祈りと瞑想の時間があれば十分である。信者に関しては、ボシュエは、聖ベネディクトゥスへの二度目の賛辞のなかで「完全への道」に休息は含まれないとしている。なぜならキリスト教徒の旅路においては、教徒が「つねに息を切らしている」ことが求められるからである。これこそまさに聖ベネディクトゥスの意図するところである、とボシュエは断言する。実際、目標に到達したと思うことによって「気が緩み、眠りに襲われ、わたしたちは滅びる」のである。キリスト教徒はつねに「魂のまどろみ」に脅かされており、絶えずそれと戦わなければならない。ボシュエは言う。「わたしたちのなかには、いつも眠りに落ちようとしている、いつも疲れている、いつも打ちのめされた、ただ己を休ませようとする、気だるい部分がある」。「[この]気だるい眠たげな部分が、彼[信者]にこう言って休息を誘う。すべてが穏やかで、安らいで(accoisé)います。情熱は征服され、風は抑えられ、すべての嵐が静まり、空は澄み切って、海は波一つなく、船は自然と進んでいきます。少し休みたくありませんか？　精神は身を任せ、まどろむ。凪いだ水面に安心し［…］、船を波まかせにする。すると風が吹き上げ、船は沈没している」[20]。

海と航海の力強い比喩が、船旅が救いに向かって進むキリスト教徒の生涯の象徴であることを巧みに思い起こさせ、ボシュエの著作に広く見られる宇宙世界への言及の特徴をなしている。さらにボシュエの目に「福音のすべての教義をまとめた学術的で神秘的な大要」[21]と映った聖ベネディクトゥスの規則は、休息がはらむ魂の服従の危険性を示している。

神のもとの休息である心の平穏の称揚と、難破の危険性としての休息への誘惑というこの緊張関係は、十七世紀のカトリック神学における休息の概念の複雑さを物語っている。この緊張関係は、啓蒙の世紀にも見出すことになるだろう。そこでは休息の概念の世俗化に伴い、心の平穏の称揚に対して、ジャン・ドゥプラン〔一九二三—二〇〇六。フランスの哲学史家〕が実によく分析しているように[22]、不安への苦悶が大きな問題となってくる。

第4章

近世の隠居、引退
あるいは
「休息を編み出す技」

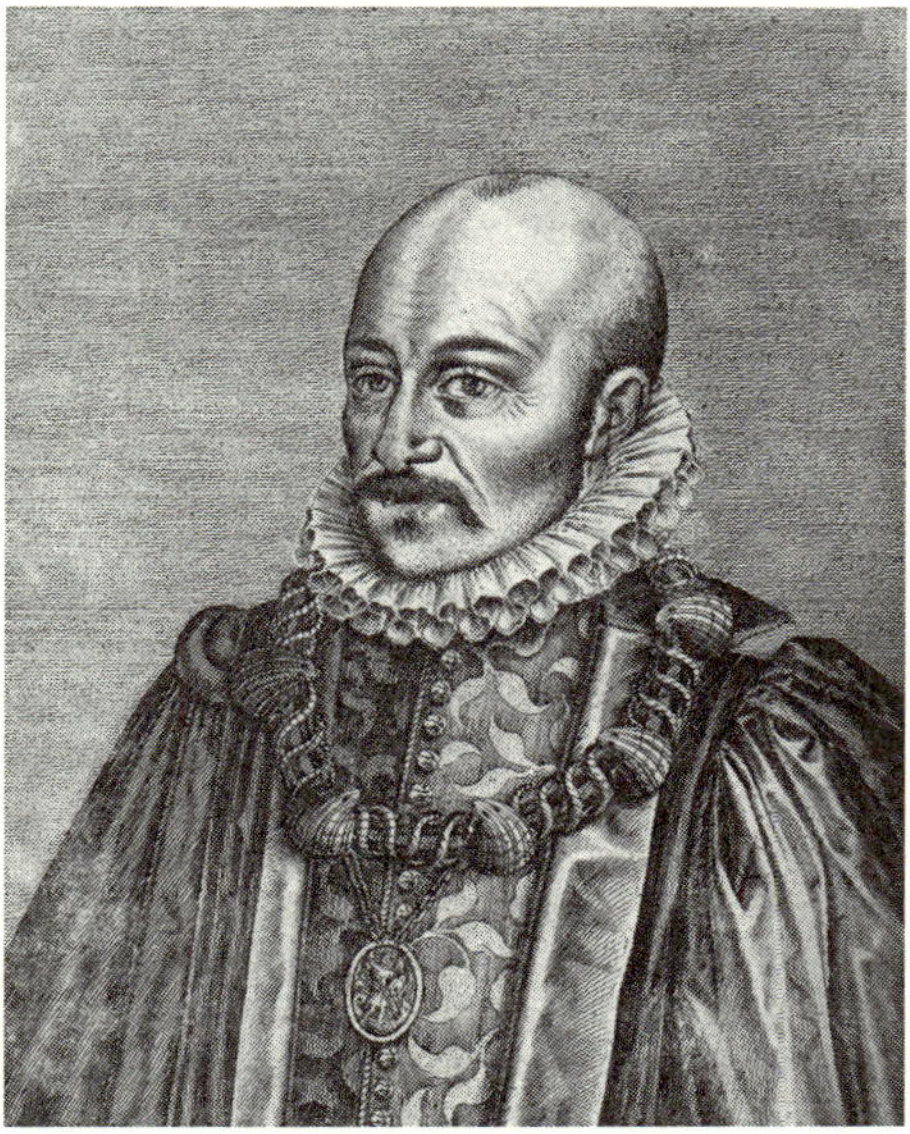

『エセー』1608年版に載ったモンテーニュの肖像

モンテーニュと隠居の哲学

十七世紀から十八世紀にかけて、さかんに議論された休息の形がある。「隠居」や「引退」にまつわる休息だ。もっぱら男性に関係する話だが、ごく稀に、ラ・ロシュフーコーの言葉を借りれば「人生を全うした」女性、「残された時間」に気を揉む必要のある女性も関わってくる。十六世紀末、モンテーニュは何度もこの主題に立ち返り、隠居によって休息を取ることがふさわしい時期を示している。それは人がこのように思うときだ。「他人のために生きるのはもうたくさんだ。残されたわずかな人生ぐらいは、自分のために生きよう。自分のために、ただ自分の安らぎのために、思考と意志を取り戻そう」。「力がなくなりつつあるのだから、力を引っ込めて、自分のうちにしまっておこう(1)」。

これは非常に難しい決断であることが多い。「きっぱりと引退をするのは、けっして生易しいことではない」「準備をしよう。荷造りをしよう。仲間たちに早々と別れを告げよう(2)」。性格によっては「こうした引退の勧告がほかの人たちに比べてより適した人」がいる。逆に、「何事も抱え込み、何事にものめり込む、万事に熱中した活動的で多忙な人間(3)」には難しい。

モンテーニュは、子どものために身を引かなければいけない決断について詳述している。「寄る年波と病に打ちのめされ、衰弱し健康も失った」父親は、得てして「身ぐるみを脱いで寝床に横たわりたい」と思っている。[4] かくしてモンテーニュは「非常に年老いた」「しかしかくしゃくとした」やもめの紳士に、家を息子に譲り、「休息を誰も邪魔しにやってこない近くの領地に隠居するよう」勧めた。「彼はわたしの言うことを信じ、それで喜んでくれた[5]」。

大事なのは——そしてこれは賢明な人々にも関わってくることだが——自ら休息を作るということだ。モンテーニュはこの目標に達するための一連の術《すべ》を示してくれている。

隠居、ないし引退とは、何よりもまず放棄することである。モンテーニュは、引退がなにを意味するかを次のように説明している。「引退する者は［…］あらゆる種類の仕事にいとまを告げ、身体と精神の平穏を妨げる情熱の総体から逃れ、［…］自分の身の丈にあった道を選ばなければならない[6]」。「引退にもっとも反する気持ちは野心である。栄光と休息とは同じねぐらでは共存できないのだ[7]」。ストア派的に言えば、わたしたちは「人生の終末を日陰に捧げる」べきである。「ふつうの生活に倦み、嫌気がさして引退する者は、理性の規則でそれ［引退生活］を組織し、熟慮と分別によって秩序づけ、整理整頓しなければならない[8]」。彼はあらゆる苦悩から離れなければならないのだ。

隠居の瞬間には、各人が自らの休息の源となる。つまり、「自分に満足し」、「自分に閉じこもり」、自分の中に引きこもり、「自分のために生き」、自分のことだけを考える。「自分以外の何ものも望まない」のである。[9] とはいえ、「気力が続くのに必要な程度に自分を忙しくさせ、飽きないようにしなければならない」し、「うんざりさせるような怠惰」の「不快さ」は避けなければならない。[10] だから、「楽しくて簡単な」本か、「自分を慰め、生と死をどのように乗り切ればよいかを助言してくれる」本だけを読めばよい、とモンテーニュは結論づける。[11] 要するに、残っているもの、年齢がまだ奪い去っていないものを好み、それに対して欲望を刺激するほうがいいのである。

選ぶべき職業は、「つらく退屈なものであってはならない……あとは各人の嗜好による」。[12] かくしてモンテーニュは、断固として家事嫌いであることを告白し、「満ち足りて贅沢な引退生活」を考えている人には、「この低俗で忌まわしい雑事」を召使いに任せるよう忠告している。[13]

モンテーニュは、再び退屈する、あるいは退屈に陥るのが怖くて、休息そのものを恐れるという不安を一掃する。

モラリスト作家による休息礼賛

一世紀後、ラ・ロシュフーコーは「老人が世間から引きこもるようになる自然な理由」を細かく列挙している。すなわち、「気分と容貌の変化、臓器の衰えが、ほかの多くの動物と同じように、老人を少しずつ仲間との交際から遠ざける。自己愛から切り離せない自負心が、理性に取って代わり、他人なら喜ぶような事柄にももはや心をくすぐられなくなる。[…] さらに、彼らは多くの友人が死ぬのを目の当たりにし[…]、もはや栄光にあずかることはほとんどない(14)」。「毎日が自分自身の一部を奪い去っていく。彼らはもはや、今あるものを楽しむのに十分な生命を持たず、ましてや望むものを達成することなどできない。目の前にあるのは、悲しみ、病気、衰弱だけである。すべては見尽くされ、彼らにとって目新しさという魅力をもたらすものは何もない(15)」。

ラ・ロシュフーコーの考えでは、このような悲観主義は、肯定的な考察によって多少なりとも和らげられるという。「無用な欲望を脱ぎ捨て」引退した人間には、自らの意志に従うものだけが残される。彼らはそこから好きなように近づいたり離れたり、すべてを自分の思い通りにできるのだ。「すると彼らの好みは、物言わぬ無感覚な事物へと向かっていく。建築、農業、家政、学問」である。そこでは彼らは「自らの意図と関心の主人になれる」[16]。

ところがここにはもっと深いものがある。ラ・ロシュフーコーはルクレティウス〔前一世紀ごろのローマの詩人、哲学者〕を引き合いに出し、引退者に向かってこう言っている。「満足した客のように人生から身を引き、心配のない休息を取ることに、愚かなその身を委ねてみてはどうだろう」。言うまでもないが、この時代に休息を課すものとは、疲れではなく、無心、安心感、喧噪からの逃避である。この意味での休息とは、精神を生まれ変わらせ、各人が知恵と静謐を得るための緊張緩和である。むろん「すべての損失を慰め、すべての虚勢を捨てさせる魂の至福」という意味も忘れてはならない。

本書との関連で言えば、ラ・ロシュフーコーはモンテーニュに同意し、「自らのうちに休息を見出せないとき、それを他に求めるのは無駄である」[17]と述べている。しかしラ・ロシュフーコーが言っているのは「自分自身を再発見することへの恐れ」であり、それは単なる退屈とは異なる、より深刻なものである。

十七世紀から十八世紀にかけて、多くのモラリスト作家が休息という概念を取り上げた。これらのバリエーションは、先行する時代をもっともよく物語っている。サブレ夫人〔一五九九

—一六七八。フランスの作家、そのサロンで有名〕によれば、「多くの財産を所有しても、何も望まないことから得られる休息は得られない[18]」。また、エティエンヌ＝フランソワ・ド・ヴェルナージュ〔一六五二―一七二三。フランスの作家〕によれば、「人の休息は、いかに情熱を静め、余計な心配事や煩悩を取り除けるかにかかっている。休息を他に求めるのは無駄である[19]」。

なかでもラ・ブリュイエールの考察の深さは群を抜いている。彼は「あらゆる財産の中で最高のもの……それは休息であり、引退であり〔両者の結びつきに注意しよう〕、自分のものと呼べる場所である[20]」と喝破する。「人生は短く、面倒なものだ。何かを望みながら、人生は過ぎていく。人は未来に、つまり多くの場合、最高の財産である健康と若さがすでに失われた年齢に、休息と喜びを託すものだ[21]」。ラ・ブリュイエールは、欲望の対象としての休息の価値を強調し、愚か者には「健康、休息、自由[22]」という三つの対象を欲望せよと答えている。

デュフレニー〔一六四八―一七二四。フランスの劇作家〕は彼の周囲、とりわけ宮廷人たちの間で、いかに休息が欲望の対象であったかを指摘している。そのうちの一人、七十五歳の男は彼にこう打ち明けた。「わたしはたくさん働いてきました。ただ平穏に暮らしたいという一心で働いてきました。数年後には休めるようになりたいものです」。冷め切ったデュフレニーはこう皮肉る。「あえて言うが、このような性格の御仁は、余生を休むために働くといって死ぬまで働くのだ[23]」。

それは嘲笑家のディドロが一世紀後に表現したのと同じ見解である。ディドロが好んで所有していた画家のジョゼフ・ヴェルネ〔一七一四―八九〕の絵画に出てくるような、沈みゆく船に乗り込んだ旅行者たちを例に、ディドロはそのうちの一人、航海の終わりに莫大な富を約束されていた「怒り狂った」人物の頭の中を想像している。「彼は休息と引退について思いを巡らせていた。これが最後の旅だった。道中百回も、指折り数えて財産の額を計算し、使い道を考えていた。その期待がことごとく裏切られることとなったのだ[24]」。

ディドロは『絵画論』の中で、人間は騒乱のなかにいるか、休息のなかにいるかのどちらかであり、「騒乱の瞬間と休息の瞬間には共通点がある。そこでは誰もが、自らの本性を現わすという点だ[25]」と書いている。

十八世紀から十九世紀にかけて、ジョゼフ・ジュベール〔一七五四―一八二四。フランスのモラリスト作家〕はその『カルネ』の中で、老いと休息について何度も言及している。彼はこう願う。「善人に休息を！　閑人に平和を！[26]」ジュベールにとって、この二つのうち最初の状態が肝要である。なぜなら「休息が奪われることは、魂にとって大きな意味を持つ。休息は魂にとって無意味なものではない。休息とは、魂が外的な衝動に駆られることなく、自らの動きだけに委ねられている状態を表わす[27]」。それは喧騒からは程遠く、「老年期の幻滅とは素晴らしい発見である[28]」。

ジュベールは先達のモラリスト作家たちの指摘を取り上げ、こう主張する。「後年何もせずにすむようにといま働くことこそ、人間の生き方なのだ。運動は休息につながり、休息はそれ自体を維持し、それ自体を糧とする[29]」。この休息への称賛は、知恵を持つ老年への称賛を伴っている。「永遠の隣人としての老年、これはいわば聖職である[30]」。

〈閑話休題〉

カール五世

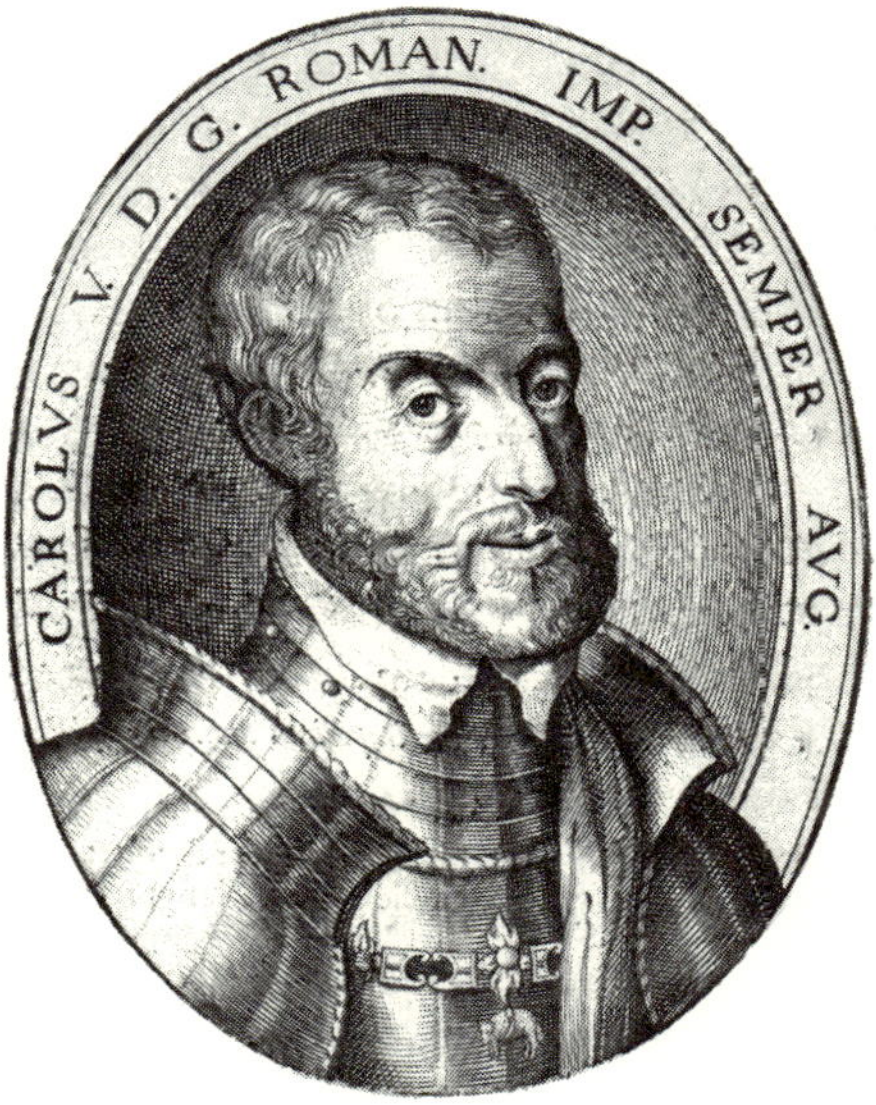

晩年のカール五世（1500–1558）

スペイン君主の伝統

ここでちょっと一息入れて、十六世紀のもっとも有名な隠居の事例を見てみよう。一五五五年九月十八日のカール五世の隠居である（**口絵図1**）。彼の隠居の性質そのものに、多くの欲望に包まれた休息の様相が見え隠れしている。そこには諦め、超然、よく死ぬ術、休息への渇望が入り混じっているのだ。カール五世は当時五十五歳。この十六世紀半ばには、ほかの二人の主要な君主、フランソワ一世とヘンリー八世が、それぞれ五十二歳と五十五歳で亡くなっていたことを思い出しておこう。

カール五世の隠居を説明する要因は数多くある。何よりもまず、引退への誘惑はスペイン君主たちの伝統であり、キリスト教的スペイン性の一部をなしていた。カール五世も長らく引退を計画しており、一五三五年の時点でその意思を表明していた。しかも、彼の健康状態はかなり悪化していた。三十歳の頃から痛風に苦しんでいた。四十七歳の時には、見る人が見れば老人のように見え、手は麻痺し、脚はいつも曲がっていた。糖尿病も患っていた。宗教はカール五世の人生において非常に重要な部分を占めていた。断食、苦行、時には鞭打ちも実践した。修道院で祈ることを好んだ。

君主はいかにして隠居するか

カール五世は長い間、隠居の計画を練り、隠居する場所を決めていた。先祖から受け継いだブルゴーニュ、オーストリア、スペインという三つの伝統のなかから最後のものを選び、エストレマドゥーラにある聖ヒエロニムス修道会――とりわけスペイン的だ――のユステ修道院の近くで隠居することに決めた。しかしカール五世が、メアリー・テューダー女王の夫として当時イングランドの国王であった息子フェリペ二世のために、その職務と権力の長大なリストを厳粛に放棄した(31)のは、一五五五年十月二十五日、ブリュッセルでのことだった。

ユステ修道院への旅は、厳しい天候と、小さな隠居所の建築の遅れによって非常に困難なものとなった。実際カール五世は、ときおりそう思われるように修道士になったのではなく、ただユステ修道院のすぐ近くに居を構えたのである。小さいながら調度品がしつらえられた快適な住居で、室内はティツィアーノの絵画八点と家族の記念品で飾られていた。

滞在中の数か月間、カール五世は修道院に直接出入りすることができ、自分の居室から礼拝にも臨席できた。世俗の喧騒から離れ、安らかな休息を楽しんでいたのだろうか。おそらくある程度はそうであったろうが、この問いに対する答えは簡単ではない。彼の隠居は完全なものではなかった。一連の手紙や報告書、嘆願書によって、サン＝カンタンでの勝利から、彼を打ちのめしたカレーでのイングランド軍への敗戦まで、俗世の出来事を知ることができた。しかし国境で起こりうる脅威よりも、スペインの中心部までルター派が勢力を伸ばしていることに、彼はもっとも強い怒りを覚えていた。

ユステでの隠居中、彼は聖なる死を迎える準備をした。定期的に、ミサ、晩課、終課という修道院の礼拝に出席した。毎日一つ以上の説教と、聖書の朗読を聞いた。寝る前には長い祈りを唱えた。いつもそばにいた聴罪司祭は、わび住まいのなかでいくぶん広い場所をあてがわれていた。

カール五世は小さな書斎を持っており、多くの宗教書を読むかたわら、歴史書、特にブルゴーニュ地方の伝承に関する著作を読んだ。家の周りにある小さな庭を散歩することも日課だった。一五五八年九月二十一日、彼の命を奪ったのは痛風でも糖尿病でもなく、エストレマドゥーラ北部で猛威を振るっていたマラリアであった。前皇帝の最期は感動的なものだった。彼はその場にいた人々に死にゆく手伝いを頼み、夜中の二時にイエスの名を唱えながら息を引き取った。

休息に関する本書に、この数ページを割くことがはたして適切だっただろうか。疑問ではあるが、多くの混乱を経験したカール五世が、退位の直後、彼にとって安息にも似た静寂をユステに見出した可能性もなくはないだろう。

第5章

失脚
——休息の機会——

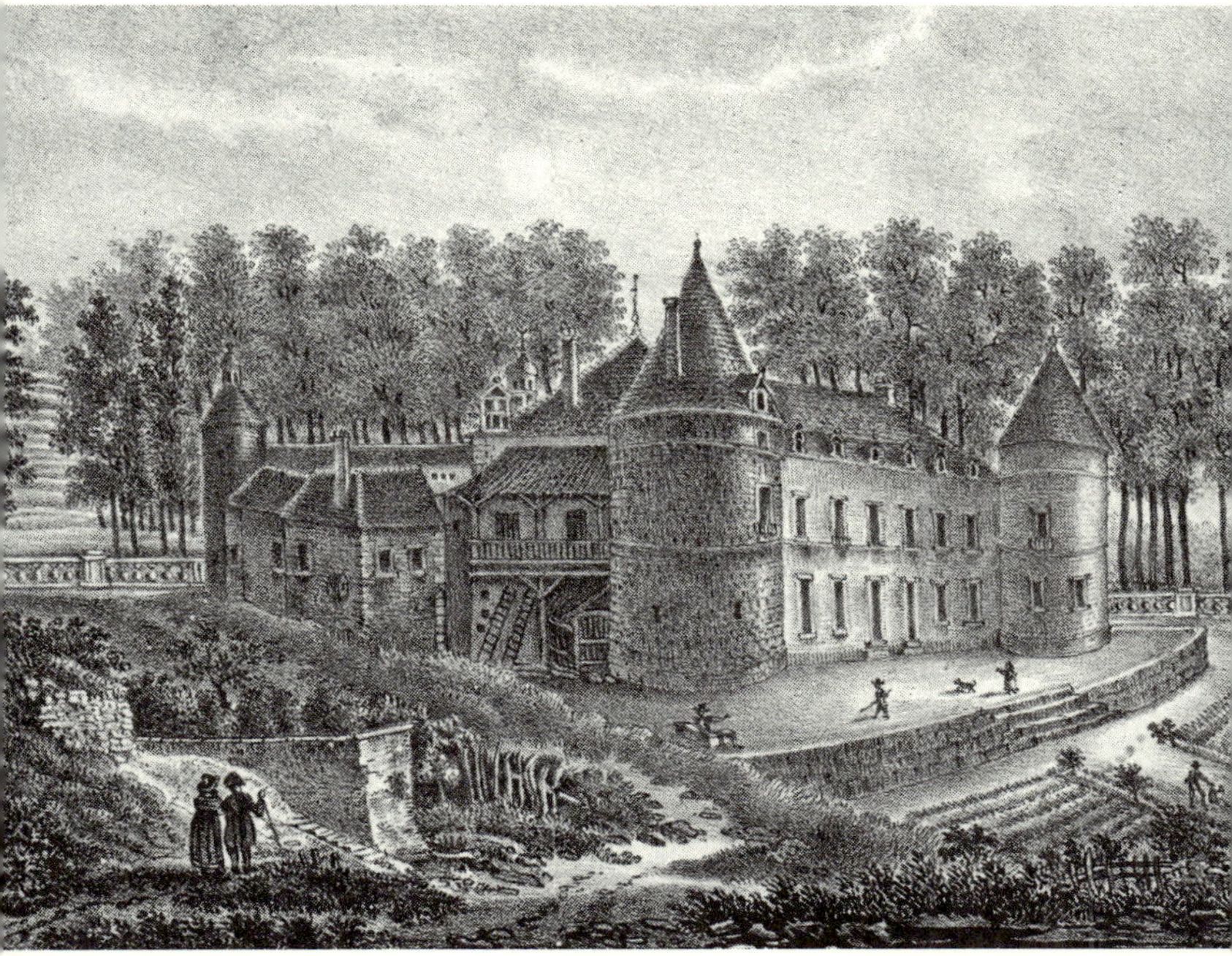

失脚したビュッシー＝ラビュタンはブルゴーニュ地方の城館に隠棲した

宮廷社会と失脚

本章では、失脚によって課される休息という微妙な状況に注目していく。十七世紀から十八世紀にかけて、特にフランス王国では、失脚は宮廷社会できわめて重要な意味をもっていた。失脚とは、国王の御前を奪われることである。貴族にとって失脚とは、宮廷に顔を出すことを禁じられ、パリの喧騒に見切りをつけ、地方の領地に引きこもることを意味した。数年前にもわたしは、失脚の表象からその特徴を受け継いだ、この種の領域の概念についてコメントしたことがある(1)。

宮廷社会では、地方とは地獄であり、犠牲者を無気力と象徴的な死に追いやる、内なる流刑地と考えられていた。喧騒から隔絶された環境は、人を退屈の苦しみに追い詰めるように思われた。失脚はさびやカビと同一視された。宮廷やパリから忘れ去られることへの恐怖が、疎遠の苦しみを際立たせた。

しかし、パスカルの言葉を参照するならば、失脚とは休息の機会である。なぜなら今後は「誰も彼ら［失脚した人々］が、自分自身について考えるのを妨げない(2)」からだ。流謫の地は、内なる空間を開花させる砂漠へと変わりうる。こうして、失脚の苦しみを相殺する休息というイメージが浮かび上がってくる。課せられた無為が内省を促し、後悔は消えることはないものの、騒々しさや喧噪から遠く離れた場所で、人生を楽しむ新しい方法が授けられる。

失脚の効用

多くの証言を読むと、この休息の絶妙な立ち位置がわかってくる。というのも、失脚しているあいだは、距離ができたことによってかえって書簡のやりとりが活発になり、喧噪から離れたことで自分自身について語る文章が豊かになった。これは古代の書簡体文学の実践にも、わずかながら関係している。失脚はまた、散歩や、宮廷の縮図ともいえる社会的な交流の場を提供し、さらには自身の城館の改修に興味を向けさせるきっかけにもなった。ある意味でこうした活動は、ストア派の諦観を帯びた古代ローマの「名誉ある閑暇《オティウム・クム・ディグニターテ》」〔キケロ『弁論家たち』などに見られる概念。人士たちの理想的な老境とされた〕を想起させる。

例えば、ビュッシー＝ラビュタン〔一六一八—九三。フランスの軍人、作家〕とセヴィニエ侯爵夫人〔一六二六—九六。書簡作家としても知られ、ビュッシー＝ラビュタンの従妹にあたる〕のあいだで交わされた長い往復書簡(3)は、失脚の苦しみ、閑暇《オティウム》の実践、そしてその先にある断念、諦念、償いとなる休息の喜びという、ビュッシー＝ラビュタンにおける複雑な心理状態を明らかにしている。そして休息の喜びは、彼のケースを本書の主題と結びつける。

　侯爵夫人の従兄弟で、勇敢な軍人であったビュッシー＝ラビュタンは、一六五九年ルイ十四世により、国王の素行を著作のなかで暴露したことで失脚させられた。彼は宮廷にもパリにも出入り禁止となり、ブルゴーニュの城館に引きこもることを余儀なくされた。彼の冗長な文章を要約してみよう。ビュッシー＝ラビュタンは失脚を流謫と考えたが、いっぽうでそれにより、宮廷の喧騒やパリの騒々しさにいるときとは違ったかたちで人生を楽しむことができると認めている。「名誉回復」を待つあいだ、彼は自分の城館を管理し、修繕し、「調整」を施し、数えきれないほどの訪問を受け、宮廷社会が小規模なかたちで存在していたディジョンに旅行した。彼はこの「小さな摂政時代」の楽しみを満喫した。ヴェルサイユ宮殿からいまだに届く忠誠者たちの声にいたく感動した。最終的には、他の多くの失脚した人々よりも、自分が良い待遇を受けているということを認めるに至った。この点に関しビュッシー＝ラビュタンは、ピネローロに収監された、豪奢を極めた財務卿ニコラ・フーケ〔一六一五—八〇。ルイ十四世治下の法律家、財務官。権力の強大化を恐れた王に失脚させられた〕とその取り巻きたちに言及している。

本章の主題と関わってくるのは、まさにビュッシー＝ラビュタンの諦念が、休息につながっているということである。一六八〇年八月十二日、彼は侯爵夫人にこう打ち明けている。「失脚の期間が長かったので、わたしは自分の運命に関わるすべてのことに無関心になり、もはや、よく暮らし、楽しむこと以外には何も考えなくなりました……。神がそう望まれたのですから、わたしはここ数年送ってきた静かで穏やかな生活が、騒々しい生活と同じくらい気に入っています。騒ぐのはこれまで十分やってきました」(4)。パスカルなら喜んだであろう、この喧騒から遠く離れた状態には、侯爵夫人も満足し、十六日後夫人はビュッシー＝ラビュタンにこう打ち明けている。「あなたがようやく自分の城で落ち着いて、非常に有意義に哲学や道徳を思索できていることは、[…]わたしにとって大きな喜びです。というのもわたしたちは、残酷でしぶとい運命というものに対し、十分に武装し身を固めていなければ、あなたのようにじっくり考えることなどできないのですから」(5)。ビュッシー＝ラビュタンの返事は九月四日だ。「思索に関しては、この大いなる余暇の時が許す限り行っています」(6)。要するに、彼はそれ以来、喧騒への心残りや失脚の苦悶を克服し、諦念を経て、真の休息に身を委ねたことを示しているのだ。

国王の許可を得てパリに短期滞在したビュッシー＝ラビュタンは、一六八〇年六月二十五日、セヴィニエ夫人に次のように打ち明けていた。この年は彼の身に起こった変化を考えると、非常に興味深い年である。「神の摂理がわたしの運命を台無しにして引き起こした災いについて、わたしは長い間、良心の指導者たちが言うように、それが自分の利益になるとは信じたくありませんでした。[…] わたしはあの世での自分の幸福のためだけではなく、この世での休息のために言っているのです(7)」。

第6章

監禁状態での休息

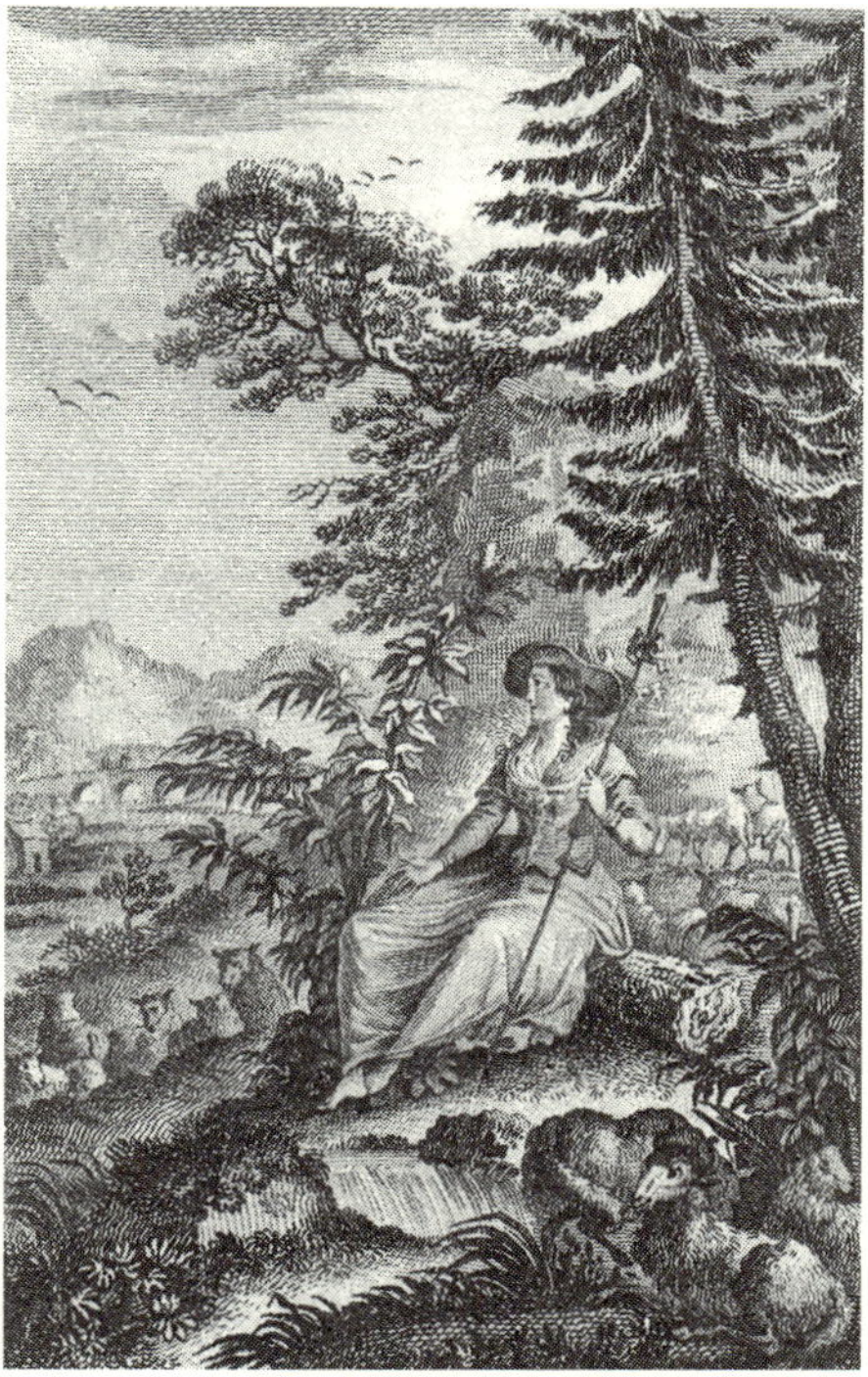

グザヴィエ・ド・メーストル『部屋をめぐる旅』(1794) の口絵

禁固はその強制力によって休息を生み出しうるか。はなはだ不確かなことである。手はじめに、ここでの禁固の概念とその休息との関係は、この世の喧騒から離れて、祈りと救いに専心すべく隠棲した修道士のそれとは異なることを強調しておこう。修道士たちはしばしば労働の時を強いられたが、かれらが永遠の安息を待機していることを忘れることはなかった。牢獄に閉じ込められた人々が、休息という観点で議論の俎上に上がることはほとんどない。シルヴィオ・ペッリコ〔一七八九―一八五四。イタリアの作家、詩人。炭焼党（カルボナリ）への入党が露見し、オーストリア帝国当局により逮捕・投獄された〕から、ハムの要塞に幽閉されたルイ＝ナポレオン・ボナパルト〔のちのナポレオン三世〕まで、その体験や政治的な考察をつづった者もいた。牢獄はサド侯爵の生涯および著作の成り立ちに大きな役割を果たしたが、休息という概念の重要性はあまり強調されてこなかった。

単なる監禁状態――自発的であろうとなかろうと、一時的であろうとなかろうと、その原因が自然災害、衛生上ないし行政上の決定、はたまた本人の意思だけによるものであろうと――については同じことは言えない。ゴンチャロフ〔一八一二―九一。ロシアの作家〕は小説『オブローモフ』[1]〔自室に引きこもり無気力で怠惰な生活を送る地主貴族の青年を主人公とし、オブローモフ主義という言葉を生んだ〕で、ある極端で忘れがたい、架空の人物のケースを取り上げている。記録上残っている、実際にあったいくつかの監禁状態の事例も見てみよう。モンテーニュは、長い年月にわたりその死が訪れるまで、自らの意志で閉じこもった人物に出会ったことを語っている。『エセー』の著者によれば、その者は憂鬱《メランコリー》の犠牲者だった。読者のほうではこの隠遁者が、世間の喧騒から逃れ、静寂のなかでひとり楽しみたかったのだと想像してみることもできる。喧騒に加え、厄介ごともまた休息をおびやかす。かくして十七世紀は、「厄介者」を嫌悪する時代だった。

この人物とは、ポワチエはサン＝ティレール教会の首席司祭、聖ジャン＝デスティサックのことである。彼が隠者の欲望、すなわち完全に神に捧げられた孤独に触発され隠棲に及んだという記述は、どの文献を読んでも見当たらない。モンテーニュは次のように記している。

わたしが部屋に入ったとき、彼が自室から一歩も外に出なくなってかれこれ二十二年になるところだった。一度腹の風邪をひいた以外は、悠々自適な生活を送っていた。誰かが面会に来るのを許したのは、せいぜい週に一度だった。いつもひとり自室に閉じこもり、例外は一日に一度、従者が食事を持ってくるときだけで、この従者にしてもただ部屋を出入りするだけだった。やることと言えば［部屋のなかで］歩き回り、本を読むことだった。［…］そうして当然そうなるごとく定められたように、その後すぐ［一五七六年］に死ぬことだった。(2)

『エプタメロン』、幽閉の物語

監禁状態は自然現象の結果であることもある。フランス文学の傑作のひとつ、マルグリット・ド・ナヴァールの『エプタメロン』をもたらしたものがこれである。この作品は、監禁状態における休息という点では想像上の事柄に属するが、「俗世の悲惨さや醜悪さからは隔たった場所に監禁される物語の伝統に則っている」という意味で、本書で引用することは正当であるように思われた。

この想像上の事例では、監禁状態は集団的なものであり、最終的には喧騒の静止と、気晴らしに満ちた休息をもたらす。静養のためコテレ〔フランス南西部の温泉地〕にやってきた貴族階級に属する男女の小さな集まりが、ガーヴ川の氾濫によって身動きを封じられる。何人かが命を落としたのち、生き残った者たちは修道院に難を逃れる。その後の数日間は「オワジーユ貴婦人」の世話を受けるが、洪水は激しくなる一方である。そこで世捨て人たちは、意気阻喪の原因となりかねない「退屈を紛らわせる」べく、暇つぶしを探しはじめた。

避難者のひとりイルカンは、自分たちが「苦行僧のような状態」にあり、夕食後、夕べの祈りまでのあいだ、「魂に害を与えず体に心地よい」暇つぶしを必要としていることを指摘する。そうすれば「一日を楽しく過ごす」ことができるだろう。要するにイルカンは、監禁状態を、魂の喜びと休息の時間に変えることを提案するのである。

パルラマンテが、イタリア文学にヒントを得た具体的な提案をつけ加える。「毎日、正午から四時まで、ガーヴ川沿いの美しい草むらに行きましょう。あそこなら木々が葉を茂らせているから、太陽が木陰をつらぬくことも、涼しさをぬくめることもないわ。そこでゆったりとくつろぎながら、ひとりずつなにかしらお話をするの」。「十日後には、百の物語が完成しますわ(3)」。

その翌日、日ごろの暇つぶしを奪われ、退屈に脅かされていた貴族たちがこぞって集まり、「タイルも絨毯も必要ないほどやわらかく上質な」芝生のうえに座した。監禁状態の時にあって、魂の休息という観点から見た宗教上の実践と、緑の草むらのなかで体を休めるという喜びが組み合わさった姿勢である。そして、物語は続く……。

避難所としての寝室

フランス文学において、文字通り監禁状態から生み出されたもっとも有名な作品は、グザヴィエ・ド・メーストル〔一七六三―一八五二。フランスの作家、軍人〕の『部屋をめぐる旅』である。[4] たしかにかれは禁固兵として、四十二日ものあいだ自室に監禁されていたが、これは牢獄に閉じ込められた罪人のような本当の意味での禁固ではなかった。グザヴィエ・ド・メーストルはこの隔離された時間を利用して、ある休息を体験したのであり、ここで絶好の分析対象となる。

引きこもりの楽しみについて述べた彼のテクストを読むと、自室で休むことの効用について書かれたパスカルの文章がすぐさま思い出される。この十八世紀末には、体液の循環を性格的特徴に結びつける気質論の学説〔西洋ではヒポクラテスに端を発し、血液・粘液・黄胆汁・黒胆汁の四種の体液の混合によってさまざまな気質が生じるとされた〕は、衰退の一途にあった。しかしグザヴィエ・ド・メーストルの場合、彼がリンパ気質を備えた人物、つまり休息に惹かれる一連の人々に分類されることは明らかなように思える。この点についてフランス・ロトリーは、彼の「微笑むような怠惰」に言及している。しっかりとした古典教養を身につけたグザヴィエ・ド・メーストルは、いっぽうで散歩に似た休息の一種である、そぞろ歩きを愛してやまなかった。

平穏な青春時代を過ごしたあと、グザヴィエ・ド・メーストルのロシア軍での生活は、休息の時間によって区切られていた。かれの伝記を読むと、彷徨と引きこもりの緊張関係があることに気づく。のちの多くの十九世紀の作家がそうであったように、グザヴィエ・ド・メーストルは明らかに「動かない旅」を楽しんでいた。かれは、くだらない喧騒から遠く離れて休息できる「選ばれし安定した避難所」としての、閉ざされた場所という考えに魅了されていた(5)。

こうして見ていくと、寝室が休息の場としてこの上ない重要性を帯びてくる。とりわけ私生活への注目度が高まっていたこの時期に、寝室を議論の中心に据えるのはそのためである。寝室は砦となり、避難所となり、孤独のなかで経験する快楽の場となり、特異なかたちの休息の場となる。ここでは具体的に、寝台や睡眠そのものについて、また睡眠に先立ち、おそらく休息の時間とは同一視できない入眠感覚について話そうとしているのではない(6)。

ここでいう休息とは、寝室での孤独な快楽のことである。寝室という場は、主体の意識と調和した関係にあり、そこから休息の特異なかたちが生じる。この場所は、安定した状態のなかで、親しみのある物、多くの場合家族の思い出をものがたる物、あるいは少なくとも個人的な過去を証言する物の存在によって特徴づけられる。家族の物語と自己の物語への言及は、部屋に閉じこもった個人に語りかけ、自己が崩壊してしまうのを防ぐ。

さしあたり、ナイトガウンのことを考えてみよう。ナイトガウンは、休息を象徴し、さらには具体化するさまざまな事物のなかで、とりわけ異彩を放っているのだ。着古したナイトガウンと離れ離れになったときディドロが感じた苦痛は、この上ない休息の象徴であるこの衣服との、長年の絆をあらわしている。

どうして取っておかなかったのか？　あれはわたしのために作られ、わたしはあれのために作られたのに。あれはわたしの体の襞という襞に、寸分の狂いなくぴたりとはまっていた。わたしは絵のように美しかった。［…］どんな欲求にも、あれは快くしたがってくれたものだ［…］。

あれの庇護のもと、わたしは従者の粗相も、わたし自身の粗相も、火の粉も、水が降りかかってくるのも恐れることはなかった。わたしは古いナイトガウンの絶対的な主人だった［…］。わたしの古い、質素で、便利なラシャの切れ端はどこにある？(7)

休息の効用

ユゴー、そして彼以上にボードレールがそれを好むと述べたのに続いて、十九世紀末、寝室とそれにまつわる品々に関する言説を鮮やかに分析してみせたのは、ベルギーの詩人ジョルジュ・ローデンバックだった。寝室においてこそ、休息の感覚が、特定のひととき、特定の儀式において、特別な力をもって存在感を発揮する。この点についてグザヴィエ・ド・メーストルは、目覚めの瞬間の感覚と、朝食の特別な味わいを強調している。世間の喧騒、醜悪、悲惨から隔絶された場所で感じ、体験してこそ、休息の快楽は増すのである。

もちろんこれには、場所だけでなく、休息のために考案された品々の快適さや利便性も関わってくる。これについてはあとで述べることにしよう（第7章を参照）。

グザヴィエ・ド・メーストルは、休息を体現し、その感覚を際立たせる身振りをこと細かに描写している。以下の箇所を読んでみよう。「正直に言うと、わたしはこの「目覚めの」甘美な瞬間を心ゆくまで楽しみたいし、つね日頃、寝床の心地よいぬくもりのなかで瞑想する喜びを、できる限り味わうことにしている」。ほかにも彼は、「まどろみを感じる」ことの喜びを主張しており、それを「多くの人には知られていない繊細な喜び」と表現している。「そのときわたしたちは、まだ完全には目覚めていないことを自覚し、仕事や雑事の時間はまだ砂時計のなかにあるのだと、混乱した頭で計算できるほどには目覚めているのだ[8]」。

これをさらに上回る、休息の効用がほかにもある。グザヴィエ・ド・メーストルを信じるならば、休息は友情——興味深いことに彼は恋愛については語っていない——を深めるという。最近亡くなった友人のひとりに言及し、「われわれの絆は、休息と静寂のなかでいっそう強まろうとしていた時期であったのに！」[9]と、嘆いているのだ。

しめくくりとして、寝室と休息の結びつきについて、ふたたびグザヴィエ・ド・メーストルの言に耳を傾けよう。かれは次のように断言している。「この世のあらゆる財とあらゆる富を内包したこのすばらしい国で」、「かれの考えと感情にある変化が」生じはじめたのだ。[10]

第7章

便利な品々と休息の新たな姿勢、十八—十九世紀

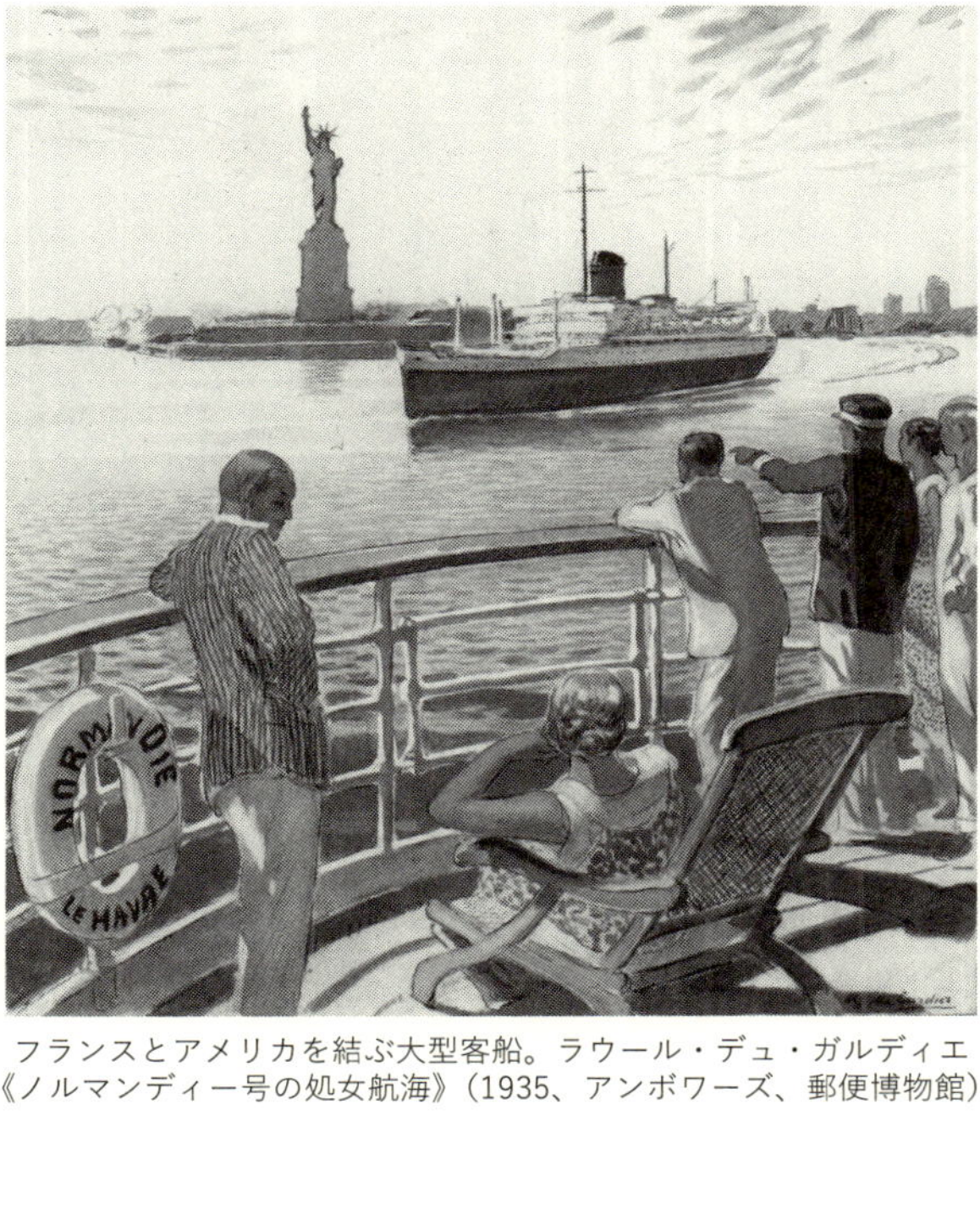

フランスとアメリカを結ぶ大型客船。ラウール・デュ・ガルディエ《ノルマンディー号の処女航海》(1935、アンボワーズ、郵便博物館)

ラ・ブリュイエールがエルミップ〔『カラクテール』第十四章に登場する、とるにたらない利便性に汲々とする寝室好きの人物〕の人物像で描いているように、監禁状態は利便性への欲求と結びつくことがある。エルミップは、休息の質を高めるために必要不可欠な「自分のささやかな利便性」を「あらゆることに求める」。虚構の話ではあるが、実証的な証拠として使うのを避けるという判断は一旦保留することにする。

エルミップは「自分の寝台が整うのを見て」、「どんな手際のいい手が、どんな幸福な手が、彼を思いゆくままに眠らせることができるだろう」と考える。休息の質に配慮し、身振りと姿勢に気を配り、あらゆる「過剰な動き」を惜しむようにする。「以前は寝台から洋服箪笥まで行くのに十歩は歩いたが、今は歩き方を変えたおかげで九歩足らずで済む。一生のうち、どれだけの歩数が節約できることか！」(1)。

利便性の探求

ラ・ブリュイエールは「ささやかな利便性」の探求について述べている。ところがその少し後、十八世紀になると、この言葉はまったく別の広がりを持つようになる。休息の質を高めるための利便性の探求が本格的に強まったのである。狙いは、新たな息抜きのかたちを徐々に洗練させてゆくことだった。ジョルジュ・ヴィガレロがこのテーマに関するすぐれた文章のなかで述べているように、[2] 感受性豊かな人間の経験が存在感を増し、感じたいという人々の欲求がますます高まっていったのはこの頃のことである。休息の質を向上させるため、そしてなによりも、休息にまつわるあらゆる感覚と、休息を誘導する品々を洗練させるために、身近な環境にますます焦点が当てられることになる。

この一連の流れにおける利便性とは、これまでなかったような設備を探し求めることだった。つまり、内部空間の新しい手ざわりに外部空間を適応させ、居住様式を洗練させるための設備ということであり、それは新たな休息の姿勢を取り入れることで、個別の歓びを感じるためだった。

ジョルジュ・ヴィガレロは次のように述べる。「挙動が変わると、休息もまた違ったかたちで現われる」。新しい家具は徐々に「身体のくつろぎ」、あるいは「ひけらかすような鷹揚さ」に対応していく。[3] 以前は直立した椅子の硬さは、背筋を伸ばし、脚を垂直にしなければならないことを意味していた。しかしこの頃から椅子類は、より楽で快適な座り心地を目指し、休息用の家具になりつつあった。

ジョルジュ・ヴィガレロは、種々の要因が重なり合うことで、新たな身体的欲求と新たな「休息の見取り図」をもたらしたこの流れの初期段階を仔細に説明している。まず第一に、椅子の背もたれが改良される。女優のラ・クレロン〔一七二三―一八〇三〕。ラシーヌの『フェードル』などで当たり役を演じた」は、当時「長椅子の上で悠々と寝そべり、腕を組み、目を閉じて動かない(4)」半座位の姿勢をとっていた。

「寝椅子《デュシェス》」と呼ばれたこの新しい家具では、座ったまま、背もたれがわずかに傾斜した座面から伸びる台座の上で、脚を伸ばすことができた（**口絵図2**）。持ち運びに便利なように八ピエ〔およそ二・四メートル〕の長さがあったので、長椅子《シェーズ・ロング》とも呼ばれた。こうした長椅子に人が身を落ち着けているとき、休息は新たな様相で見る者の目にうつる。それはひけらかすような肉体のくつろぎを意味したのだ。

イギリス発祥のロッキングチェアは、休息の姿勢を進化させ誇示する流れにおいて、新たな一段階を示している。揺れ動くこと、視線を空に向けることができる可能性があることは、休息に新しい幸福の感覚をもたらした。幼児期の休息姿勢を想起させるゆりかごのような揺すりが、新たな利便性になった。何十年にもわたってロッキングチェアは、休息の姿勢を向上させ調節するために、改良に改良を重ねた。丸い背もたれ、つづいて張り地の考案、振幅の増大、丸みの拡張、クッションのはまり具合によって、座面は次第に「使用者の体重で意図的に沈みこむ」[5]ようになった、とジョルジュ・ヴィガレロは述べている。重要なのはもはや硬さではなく、厚みとやわらかさだ。そして一連の流れは、アメリカで登場したラウンジチェアに結実する。それは「骨盤の沈み、首の反り、膝の屈曲」[6]といった体の凹凸にぴたりと合うようできている。

新たな椅子の時代

その後、さまざまな姿勢に対応できる椅子の時代がやってくる。体のやわらかさと休息の姿勢をコントロールするのは、もはや肘掛け椅子ではなく個人であった。十九世紀末、大型客船の甲板に、折り畳み式デッキチェアが登場する。デッキチェアは順応性のある休息用家具の象徴となり、その融通性には長期にわたる成功が約束されていた。というのも知っての通り、二十世紀になって、デッキチェアは海岸とテラスを席巻することになるからだ。この家具が官能を刺激しつつ、魂と肉体の気だるさにうってつけの想像力を育んできたことも見逃しがたい事実である。

休息の様態の変化が織りなした、便利な品々の短い歴史を以上のようにたどるなかで、息抜きという概念を、古くからあった心の平穏という概念に置き換えるのがふさわしいと考えた。この章で見てきたものとはかけ離れた、神のうちの休息と結びついたこの心の平穏という概念を象徴する家具は、祈禱台である。これは十九世紀から二十世紀のブルジョア家庭に、まだ広く存在していた。

休息のしくみの変化という点では、もうひとつ研究できるテーマがあるだろう。それは休息の姿勢に関する歴史だ。誰しもヨガのポーズには覚えがあるはずだ。しかしその歴史は本書での議論を超えてしまう。ここではほんの足掛かりとして、グザヴィエ・ド・メーストルが『部屋をめぐる旅』で打ち明けていることを引いておく。監禁状態にあるあいだ、かれは休息と静穏にふさわしい姿勢を考案する。かくしてかれは肘掛け椅子に腰かけ、「二本の足を前にして［…］床から五センチほど上げる」。そして右に左に揺らして肘掛け椅子を前進させる。より冒険的なのは、かれが「休息と待機の姿勢」と表現しているものだ。「わたしは肘掛け椅子の端までずり落ち、自分の両足をマントルピースの上に置いて、休息を辛抱強く待った。それは気持ちのいい態勢である(7)［…］」。

第 8 章

自然のなかの休息
——前奏曲——

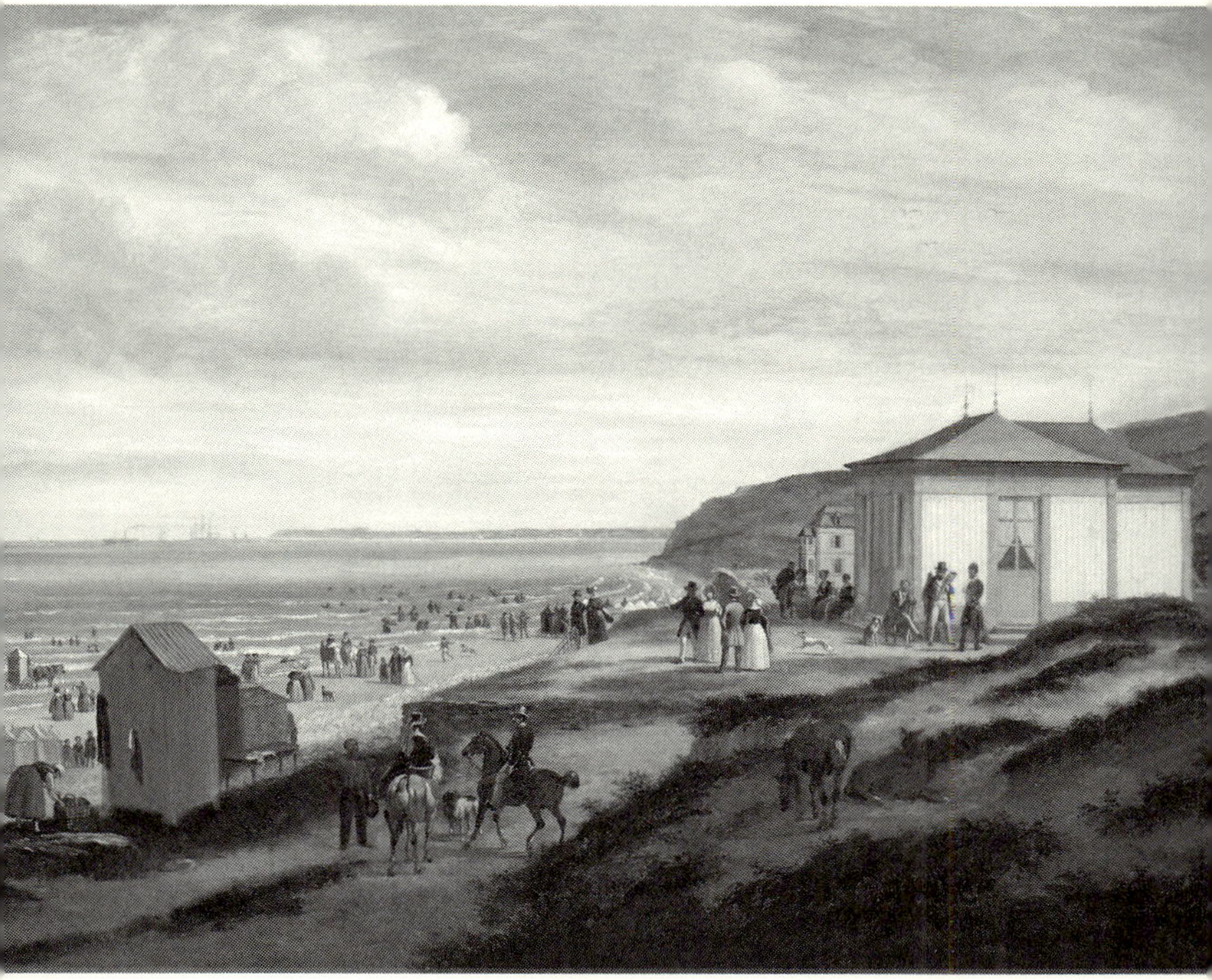

ジェラール・ドゥメー《トゥルーヴィル近郊の海辺》(1844、ルーヴル美術館)

これまで見てきた思想家たちに加え、多かれ少なかれ援用されてきた古代への言及が、本書の主題である休息のすがたに影響を与えてきた。かくしてウェルギリウスが『牧歌』、ついで『農耕詩』で示した息抜きの様式は、ルネサンス以来、多くの人々の心を捉えてきたし、ポール・ヴァレリーによる『牧歌』の翻訳と、それに付随する序文「『牧歌』についての変奏」が証明しているように、その後も長いあいだそうあり続けるだろう。

ここではアルカディア〔古代ギリシャの南部ペロポネソス半島の丘陵地帯にあった土地。他の地方から隔絶し、後世牧歌的な楽園の象徴とされたが、絶えずスパルタ、ローマ帝国、オスマン帝国などの干渉にあった〕の伝統は考慮に入れないこととする。というのも平和と暴力というその二つの側面は、正確には休息の歴史に属さないからだ。田園詩およびテオクリトス〔紀元前三世紀頃、古代ギリシャの詩人〕による影響ということに関しては、テオクリトスを牧歌的なジャンルの発明者と考えることができるものの、テオクリトスの作品では休息のすがたはウェルギリウスほど多様ではなく、またそれほど色濃くもない。

ウェルギリウスと古代の自然

ウェルギリウスは休息のすがたを、望まれ、高揚し、しなやかさ《モリティア》や、甘美なやさしさ、そして「女性的な柔弱さの極限」[1]で洗練が君臨する、心地よき場《ロクス・アモエヌス》で体験されるものとして提示している。ここが夢のような行為が行われる、想像上の空間であることはわたしたちの知る通りだ。しかしこれが本書で関係があるのは、心地よき場が西洋人の想像力に深く関与してきたからだ。それは眠りの前触れとしての休息を味わうことのできる、甘美な場所である。ウェルギリウスの登場人物たちが経験する感覚は、明らかに西洋の読者たちの夢に影響を与えてきた。とりわけロンサールをはじめとする、草むらの上、木の根元、泉のほとりでの休息について言及した人々のあいだでのことである。

よりわかりやすくするために、登場人物たちのやりとりをいくつか抜粋して引用してみよう。羊飼いパラエモンは『牧歌』第三歌でこう叫ぶ。

> 歌うのです！
> やわらかい草むらに座しているわたしたちの目の前では、
> 野原という野原が緑で、木々という木々が芽吹いているのだから。

また第五歌では、メナルカがモプソにこう言う。

神々しい詩人よ、あなたの歌は
草むらで昼寝をするときのように
疲れた体に心地よい。

第七歌では、メリベオがダフニスをこう言っていざなう。

なにもすることがないのなら、
こっちへ来て日陰に座りなさい。

またその場にいたコリドンはこう叫ぶ。

泡立つ泉よ、やわらかく昼寝よりも甘やかな草むらよ
ささやかかな木陰を作ってくれる緑豊かなイチゴの木よ
夏至の灼熱からわたしの羊の群れを守りたまえ。

第八歌では、ダモーネがダフニスに「疲労に負けて草むらで寝そべるよう」望む場面が見られる。(2)

『農耕詩』に出てくるテンペの谷〔テッサリアにある渓谷。切り立った崖と静謐な水辺のコントラストが織りなす景観の美しさが讃えられた〕の伝説は、至福と静穏が君臨するすばらしき場所の象徴であり続けている。それからタレントゥムの「満ち足りた老人」〔第四巻に登場する、小さな肥沃でない土地で野菜や花々を栽培し、自給自足の生活を送る老人〕は、休息とまではいかなくとも、幸福のモデルであり、十六世紀の作家たちが引退を描いたり願ったりするなかでしばしば登場する人物である。貴族階級によって実践されたオティウム、つまり古代ローマの洗練された余暇は、厳密に言うと休息の時間ではなかった。トスカーナの別荘に身を寄せた小プリニウスのように、元老院から遠く離れた場所に避難したはずの個々人の関心事の背景には、司法官としての公務が依然として存在していた。しかしながらそうした環境では、たっぷりと休息のとれる自由な時間が欲しいという欲求がかきたてられることがある。例えばマルティアリス〔四〇―一〇四頃。古代ローマの詩人〕のエピグラムには、作者の友人のひとりが、自分のために生きたいという願望を表明した一文が読み取れる。これは真の休息への欲求の表現と見ることができる。

もしわたしがマルティアリスの家であなたと平和な日々を楽しむことができたなら／自由な時間を持つことができたなら／そして本当の生活にともに乗り出すことができたなら／わたしたちは権力者たちの戸口も住居も知らずにすむでしょう／暗い訴訟も悲しい討論会も知らずにすむでしょう／祖先の傲慢な胸像も知らずにすむでしょう／あるのは散歩おしゃべり［…］／木陰　清らかな水　温泉／これらはいつでもわたしたちの会合の場そして仕事の場となるでしょう／しかし今のところ　わたしたちのどちらも自分のためには生きていません(3)

なぜ詩を参照するか

自然のただなかで経験した休息について語った人々を、少人数に絞るのは非常に危険である。その数は枚挙にいとまがなく、自然の感覚に関する文学史の専門家によって書かれた膨大な文献では、そうした事例をふんだんに取り上げている。ここではそのすべてを引用することはしない。そうではなく、自然の空間のなかで経験された感情、休息の感覚の変化を大まかに理解するべく、このテーマを俯瞰して簡潔に考えてみよう。

それにあたり、ここでは二つの個人的な体験を選ぶことにする。ひとつはルネサンス時代に起こったものでロンサールによって語られ、もうひとつはジャン＝ジャック・ルソーの体験で、十八世紀にいわゆる「感じやすい魂」が誕生したときのものだ。後者は前者よりも広く人々のあいだで共有され、前者よりもずっととらえがたい体験である。

ただこの試みは、ことロンサールに関しては、ひとつ問題がある。近世において自然のなかで経験された休息のすがたを探り当て、その新しさを推し量ることは、果たして適切なアプローチと言えるだろうか。わたしは序で、小説が行使する真実らしさをもたらす幻想の技法を考慮し、それに属するような証言を除外することにしたと述べた。要するに小説は、日記、自伝、書簡といった自己を語るエクリチュールの種々の形式とは異なり、記述された社会層内で経験した感情の証拠とはならないからだ。(4) では、ロンサールが描いた休息のすがたを提示すると決めたからには、詩的なテクスト(5)についてはどうなるのか。

詩を書くことが、なによりもまず文学的な目的に応えるものであることは明らかである。こう言うと慣習行動《プラティック》の歴史に属する事柄に関しては、詩の内容の価値はなくなる、と思う人もいるかもしれない。しかし話はそう単純ではないのだ。たしかに、ロンサールがガティーヌの新緑のなかで味わった休息のすがたを描写するとき、これが単なる想像でないことを証明するものはなにもない。もしかするとこのような休息を、実際にはまったく経験しなかったのかもしれない。とはいえそのような経験をしたことがありそうだということは、十分に認められる。ここでなにより問題なのは、休息の新たな諸様相、そしてそれらを説明する状況、場合によっては参考資料を特定し、提示することである。ロンサールが実際に草むらに寝転んだか否かということは、彼が示すさまざまな休息の感情を無効にするものではない。その情感の新しさと普及していった広がりは、これを休息の一歴史に含めることを正当化すると言える。

ロンサールと老いへの恐怖

ロンサールの作品には、キリスト教徒なら驚くであろう要素がある。ロンサールは老いによる衰えを繰り返し描き、老いを死の門口と捉えているのだ。

老人は歩くことができない
聞くことも、見ることも、食べることも

それは暖炉の片隅の
いぶされた偶像。(6)

また年を重ねた老人たちは、

不自由で、不具で、白内障で、不能である。

もう少し先では、自身について語りながらロンサールはこう書く。

わたしは骨だけになり、まるで骸骨のよう
肉も、腱も、筋肉も、髄もなくなった
容赦のない死の矢に打たれ
もはや恐怖に震えずに自分の腕を見ることもできない。(7)

こうした人物像は、モンテーニュが老人について描いた肖像や、これまで引用してきたモラリスト作家たちの肖像とはかけ離れている。ロンサールは死を、神のうちの休息に至る入口としては提示していない。例外は、ポワシーの修道院長にあてた墓碑銘である。

そして安らかでまどろみに満ちた休息のなかで
彼の灰と骨が眠ることができますように[8]［…］

ロンサールが救いについて言及することはほとんどない。心の平穏に言及している場面は二度だけで、ひとつは有名な「やさしい休息のなかで眠れ[9]」である。
とりわけ彼の詩作品には、希望がない。死体とはまず、あらゆる感覚を失った動かぬ塊である。

しかし体は、うじ虫の餌だ
血管も神経も溶かされ
もはや墓場の影にすぎない
精神も理性もなく

［…］それは眠っている
埋められた墓のくぼみで
話すことも、聞くことも、見ることもなく。(10)

またフィリップ・デポルト〔一五四六―一六〇六。ルネサンス期フランスの詩人〕への『哀歌』ではこう述べている。

神のみが永遠である。下等な人間からは
静脈も動脈も、死後には残らない
さらに悪いことに、もはや感覚も理性もない
古い墓に閉じ込められた、痩せ衰えた住人だ。(11)

ロンサールは、祈り、死する術《アルス・モリエンディ》、あるいは繰り返しになるが、神のうちの永遠の安息については一切触れずに、多くの美しいページを死に捧げている。この点で彼に神学者よりもインスピレーションを与えたのは、明らかに古代ギリシャ・ローマの牧歌や、ペトラルカの作品であ

る。もうひとつ触れるべきは、墓へのこだわりと、自分と愛する女性たちの墓が新緑に覆われてほしいという願望が繰り返される点である。ここでは死後《ポスト・モーテム》の休息と、春の自然およびその核となる象徴によって放たれる魅力が組み合わされている。

二次的な要素がもうひとつある。ロンサールは睡眠を「死の兄弟」とし、繰り返しそれに対する嫌悪を口にしているのだ。彼の経験によれば、睡眠は休息の対極にある。彼の寝床への恐怖はそこから来ており、それはロンサールが愛に悩まされていないとき、地獄のような退屈の舞台であるという。

寝ないため、わたしは話すよう努める
なにかしら本を読んだり、創作するふりをしたり［…］
あるいはひとりで散歩し、なお散歩し
わたしをむしばむ退屈を、思い出で誤魔化そうとする［…］
寝床は地獄だ。そして思う、この中に
ガラスか刺々しいアザミが蒔かれたのだと
今度はこっち、次はあっちと向きを変え

涙は止まらず、休まることもない。[12]

草むらでの休息

残る要素は、生きて自然のなかで休息を楽しむ人の経験である。繰り返すがこれは古代ギリシャ・ローマの、牧歌的な感受性から受け継いだもので、サンナザーロ〔一四五八―一五三〇。ルネサンス期イタリアの詩人〕の『アルカディア』と題された書物の成功をよそに、アルカディア的なものからではない。何度も反芻される一連の詩全体を通して、ロンサールは草むらや「苔むした深み」のなかで休息し、ときには眠ったと語る。場所が本当にガティーヌの森、より正確にはベルリの泉のほとりであったかどうかは、ここでは問わない。

聞いてくれ、わたしの生きた泉よ
何度そなたのなかで夢を見たことか
そなたの岸辺にすっかり身を横たえ
なにもせず、ただ涼風に吹かれながら。

あるいは『ベルリの泉へのオード』からの一節。

夏、わたしは眠り休む
そなたの草むらで、そして創作する
そなたの緑の柳の下に隠れて。(13)

また一例として、ガティーヌの森に関する記述を挙げる。

そなたの緑の木陰のもとで横たわり
ガティーヌよ、わたしはそなたに歌う(14)

そして「彼の情婦に」と題されたオード十七番からの引用である。

やわらかな草むらで飲み

月桂樹の下に横たわりたい
そして愛の神キューピッドが小枝を使って［…］
彼女の軽やかなドレスを脇腹まで持ち上げてほしい[15]［…］

ロンサールがこうした場所で休息をとるのには、いくつか理由がある。第一に、詩を書くことで引き起こされる疲労を和らげたいという願いである。彼は書き過ぎたあとの休息を満喫しており、そのとき「彼の心はもはや絶対に創作しまいと誓い」、「自分の気まぐれな心に休息を与えている[16]」……。

とりわけロンサールは、草のみずみずしさと風に敏感だと自認している。泉のほとりでは、小川のせせらぎが彼に「精神の休息」を与えた。彼の文章にはときおり明らかに、ウェルギリウス的な心地よき場《ロクス・アモエヌス》の影響が見られる。コリドン〔『牧歌』に登場する羊飼い〕の登場やティティロ〔同じく『牧歌』に登場する羊飼い。第七歌ではコリドンと歌合戦をし、敗れる〕との対比はその一例である[17]。これにとりわけ濃密に加えられるのは、草むらでの休息の官能的な重要性であり、ときにそれはエロティックな戯れや、その思い出の場所ともなる。

少しあとに書かれた小説、とくに草むらで休む場面が数多くある『アストレ』と『グラン・

シリュス』〔どちらも十七世紀の作品〕については、ほかのところで扱ったのでここでは取り上げない〔コルバン『草のみずみずしさ』を参照〕。ロンサールの著作は、自己を語るエクリチュールと同じくらい、さらにはそれ以上に詩的な狙いがあるものとはいえ、右に挙げた小説同様、おそらくフィクションの範疇だけにはとどまらない経験を証言している。

ルソーと湖畔の休息

二世紀後のルソーを読むと、それが『新エロイーズ』であれ、『告白』であれ、そしてとりわけ『孤独な散歩者の夢想』[18]であれ、自然のなかでの休息は、まったく別の濃度を帯びるようになっている（**口絵図3**）。それはそこで感じとれる休息の質が、より多様になっているからにほかならない。

ジャン＝ジャック・ルソーによる自然のなかでの放浪や滞在については、数多くの研究がなされている。簡略化がすぎるという批判を覚悟のうえで、ここでは休息に関わる部分だけを見ていくことにする。休息のテーマを扱った主要なテクスト、『告白』そして『孤独な散歩者の夢想』では、ルソーが安逸《ファルニエンテ》に言及することがあるとはいえ、休息は単なる無為の時間ではない。

そこに書かれている休息とは、社会の喧騒や「わずらわしい群衆」から逃れ、完全に平穏な気持ちになることである。ルソーによれば、休息とは避難所、隠れ家のなかで経験されるものだ。この場合、それは「社会的情熱から身を引いた」のち、自然が彼に与えてくれるものである。ルソーは、ビエンヌ湖の小舟のうえでの避難体験についてこう語っている。

　このような状況においてわれわれはなにを享受するのか。自分自身と自分の存在だけだ。それ以外のなにものも、自分の外部にあるなにものも享受することはない。この状態が続く限り、われわれは神のようにみずから充足している[19]。

休息とは、複雑な戦略に根ざした状態だとルソーは言う。「必要なのは絶対的な休息でも過度の喧騒でもなく、揺れや間隙の少ない、均一でほどよい動きである［…］。［小舟の］動きが不均一であったり強すぎたりすると、周囲のものごとを思い出してわれわれは目覚めてしまい、夢想の魅力は台無しになってしまう[20]［…］」。夢想という、鍵となる語がここで出てきた。夢想が休息にもたらす特別な性質が、つづいて表現される。

そのとき、外から来たものではない動きがわれわれの内部で生じる。休息が浅くなることは事実だが、軽くて穏やかな想念が、魂の奥底をかき乱すことなく、いわば表面をなでるだけであれば、それはより心地よいことでもある。［…］この種の夢想は平穏になれる場所さえあれば、どこでも味わうことができる。[21]

夢想を伴う休息とは、人間を思い出させるものがなにもない場所で体験される、内的な状態である。

湖の真ん中でただひとり、「小舟に四肢を広げて横たわり、目を空に向け、ときには数時間も、水の流れに身を任せてゆっくりと漂っていた[22]」とルソーは書いている。夢想を容易にし、休息の特別なすがたを描くためにとられた姿勢に注目しよう。湖のほとりでは、「自分という存在を、わざわざ考えるという労を取らずに喜びをもって感じる[23]」のに申し分ない状況が整っていたとルソーはつけ加えている。

ここでわたしたちは、夢想の自由と結びついた休息状態の本質に触れていると言えるだろう。「単純かつ永続的な状態。それ自体にはなんの活気もないが、その期間が持続することで魅力が増し、最終的には至高の幸福を見いだすことができる[24]」。この意味でジャン・ドゥプランが示したように、個人がさまざまな不安の種に脅かされていると感じていた十八世紀において、夢想はふたたび平穏と結びつく。

ルソーによって体験され、反芻される体験――自然の感覚、とりわけ湖面の動きが生じさせる感覚によってリズム付けられた――のなかで、自分を空っぽにする、つまり「苦しみの対象」から自分を引き離すという規律が生じてくる。周囲を取りかこむ自然の事物の軽やかな感覚に身を委ねることは、とりわけもっとも喜びにみちた避難所にいるとき、夢に見た引きこもりの誘惑、穏やかに自らの生涯を終えることのできる場所に閉じ籠もりたいという誘惑を呼び起こす。

「第七の散歩」の挿話のなかで、ルソーは次のように書いている。「牧草地、水、森、孤独、そしてこうしたもののただ中で見いだすとりわけ平和と休息は、それ［夢想］によってたえずわたしの記憶によみがえってくる。夢想は人々による迫害、彼らの憎しみ、軽蔑を忘れさせてくれる［…］」。「素朴で善良な［…］人々のうちに」身を置くと、この平和と休息の総体が、「若かりし頃の無邪気な楽しみを思い出させ、それらをふたたび味わわせてくれる[25]［…］」。

こうした記憶の蓄積への言及は、休息のすがたの歴史においては目新しいと言えるだろう。

アラン〔一八六八―一九五一。フランスの哲学者〕は一九〇九年一月十八日付の『プロポ』のなかで、ルソーが小舟で体験した休息についてコメントしている。そこでは、本書の全体にかかわるある要素が指摘されている。アランによれば、生涯にわたって一定した、唯一の休息のかたちというのはない。ルソーが湖畔での休息を満喫した時期というのは、彼が社会の喧騒から逃れたいと思っていた時期と重なっていた。ルソーはおそらく、これが人生の別の時期、とりわけ長い散歩が目立つ彼の青年期であったなら、この種の経験をこれほど濃密に味わうことはなかっただろう。

アランは、人生におけるさまざまな欲望の様態や休息の経験様態の違いを区別するよう呼びかける。そして老年期や引退期に望まれ、経験される休息の特異性について、わたしたちが暗示した以上の可能性を切り開いている。アランによって指摘された類型を研究することで、休息の歴史をより深く追求できようが、それにはここでの企図を超えた膨大な作業量が必要になる。

ルソーがビエンヌ湖畔に二か月滞在して味わった、幸福で安らかな休息の時間と広大な自然への没入は、啓蒙時代の末期を特徴づける天候への感受性の高まりと重なるのだろうか。そうとは思えない。「魂の気圧計」というよく使われる有名な表現は、ルソーに由来するものだが、彼が天候の変化と自我の不確実性のあいだに生じる関係に影響を受けたり、つねに注意を払ったりしているようには見えない。この影響関係は、ほんの一例を挙げればメーヌ・ド・ビラン〔一七六六―一八二四。フランスの哲学者〕のような人によってその後体験され、指摘されるようになったが、ルソーが表現する感情の範疇には含まれないものである。

政治的な休息

しかし啓蒙時代も終わりに近くなると、この気象学的自我の台頭は、休息、あるいは少なくとも隠棲の様相に影響を与えなかったわけではない。ジョゼフ・ジュベールのように、革命の動乱から距離を置くことは、隠棲の一形態であり、事変の騒乱から距離を保ち、天の観想に逃避したいという望みであった。

この恐怖の地から　この悪の深淵から遠く離れて
わたしは行こう飛んでいこう　休息のふところへ(26)

これは一九〇五年版『ラルース・フランス語辞典』で引用された、全面的な政治参加を説くサン＝ジュスト〔一七六七―九四。フランスの政治家、革命家〕の言葉――「革命家は［…］墓のなかでしか休息してはならない」――とまさしく正反対の態度である。

余談になるが、少しだけこの話題に触れておこう。十九世紀は、フランスでは、血の海、不安、騒乱、暴動、反乱、革命の時代であった。これら暴力的な行為のため、あらゆる階級の人々がたびたび感じていた休息への欲求がいや増していることには、ほとんど注意が払われなかった。さまざまな辞書、とりわけ一八六一年、つまりまさに十九世紀の只中に刊行された『ベシュレル・フランス語辞典』が、「政治的な休息」という概念を強調していることは、この点で意義深い。休息に対する感情は、革命にまつわる言説が優先されたため、歴史家によってしばしば無視されてきたからである。

この辞書の定義を拾い読みしてみよう。項目の筆者は冒頭から、「公共の休息」という概念そのものの重要性を強調している。なぜなら民衆は「政治の休息」を好むからだ。筆者は騒乱のさなかに感じられる「公共の休息を回復する」必要性を説いており、それは「いかなる場合においても乱されてはならない」。騒乱の形態として挙げられているのは、第一に「公共の休息の妨害」だ。一方で動揺が静まると、誰もが「民衆はゆっくりと休息できるはずだ」と考える。理想的な時代とは「国が完全かつ絶対的な休息にある時代」である。フランス革命期のその他の人物に関してわたしが述べたのと同様に、この項目の筆者は、動乱のさなかには「休息とは避難所である」と書いている。このような状況において、筆者は「休息のただなかに」いることの喜びを強調している。

海辺での保養

自然に関する話題に戻ることにしよう。ルソーがビエンヌ湖を漂流する小舟の底で何時間も夢み、休んでいた時代に、イギリスを席巻する海辺の流行が誕生したことはよく知られている。ここでひとつ疑問が生じる。海辺での保養を、果たして休息の歴史に含めるべきだろうか。この新たな習慣が、ただちに休息の様相を揺さぶったと断言できるだろうか。

そうとは思えない。しかしながら、この主張を後押しするかもしれない議論をいくつか見ておこう。十七世紀に憂鬱《メランコリー》をテーマにしたロバート・バートン〔一五七七―一六四〇。イギリスの作家〕の著作が大成功を収めて以来、休息と治療のつながりが徐々に確立されていった。海辺の保養の流行は間違いなく、広くは憂鬱に苦しむあらゆる人々――全般的な健康不調の犠牲者である廃疾者（病身者）を含め――を特徴づける、神経衰弱を治療するという観点から考えることができた。

　これらの限られたカテゴリーの人々にとって、海岸近くでの休息は治療と考えられていた。しかしイギリス人の地中海沿岸での保養とそれに伴う強制的な休息が、海辺の誕生以前から存在し、ブライトン〔イギリス海峡に面するイングランドの有名な海浜保養地〕や英仏海峡の保養地の隆盛と並んで長年にわたって続いたことは、忘れられがちである。

　十八世紀初頭になると、イギリスの臨床医は南フランスの町での滞在――海水浴ではなく――を推奨していた。この保養の人気は相当なもので、イギリスでは「モンペリエ」〔南仏に実在する都市〕という単語が休息の場所を指す日常語となった。大作家トバイアス・スモレット〔一七二一―七一。イギリスの小説家〕は、ニース滞在中に、休息と関連したこの保養の歴史の重要文献となる日記を残している。

　すでに前世紀からロバート・バートンが、憂鬱症と闘い、海の近くで楽しめる場所に滞在するには、ブライトンを選ぶことを勧めていた。十八世紀後半、海辺の保養地での療養が急速に発展していた一方で、イギリスにおいて海辺――まれに人気の保養地の中心部――に滞在し、そこで休息をとることを決意した廃疾者、さらには憂鬱症の患者たちが間違いなく存在した。

　わたしは以前、トリントン准男爵〔一七四三―一八一三。イギリスの貴族。その旅行記が名高い〕

のケースを取り上げた。[27] 彼は一七八九年、十一か月間マン島〔グレートブリテン島とアイルランド島に囲まれたアイリッシュ海中央に位置する島〕に滞在することを決め、そこで見事な日記を残している。

准男爵は海水浴や、波に立ち向かうため当地へ来たのではなかった。毎日天気を吟味したあと――彼は天候への感受性が人一倍強かった――、散歩し、もっとも穏やかな海風が、もっとも繊細な感覚、そして准男爵いわく、もっとも健康的な感覚を感じさせてくれる場所を探し出す。出発に際しては、廃疾者にマン島で滞在して休息しつつ、ほどよい身体トレーニングを行うことで元気を回復するよう勧めている。准男爵の日記を読むと、前述した保養地での実践と似たような休息の戦略を見ることができるが、それは今わたしたちが考えなければならない、海辺での治療的な滞在に関連するものとは大きく異なっている。

十九世紀半ば以降、のちに見ていくように、休息とは普段の労働と対立する、疲労を癒すことを目的とした活動の停止状態と考えられるようになる。かつてそれはまず、自分自身をよりよく知り、理解し、心地よい感覚にじっくりと耳を傾けるために、喧騒から離れ、心の平穏を保ち、自分自身に戻ることを意味していた。十八世紀、多くの人々が自然の風景のなかに身を落ち着けたとき、彼らはなによりもまず休息を求めていたと考えることが果たして可能だろうか。

社交と治療

当時、ジョージ王朝時代のイギリス貴族は、田舎に魅せられていた。その季節になると、国王や宮廷から遠く離れ――そこには経済上の配慮もあった――、彼らは城館や敷地内で狩猟を行い、乗馬やハイキングにいそしみ、ときには小径で植物採集をし、夜になると宴を開いた。これらすべてはある意味で、休息への欲求から生じたものではなく、威厳を保つなかで実践された古代の閑暇《オティウム》が、転換されたすがたのように思える。

一方で、一七五〇年代以来、リチャード・ラッセル医師が推奨した療法に呼応して、同時代に海岸沿いで行われていた治療法は、本書の主題、すなわち休息の歴史に属すると考えることができるだろうか。そうは思えない。一八六〇年代から海辺でゆっくりと起こった、治療的なものから快楽的なものへの移行にまどわされないよう注意する必要がある。

それまでの時代には、こうした場所にこれまで見てきたような、あるいはルソーが経験したような休息を喚起するものはなにもなかった。典型であり目玉スポットであったブライトンは、社会的にはバース〔イングランド西部の温泉地〕のレプリカだった。ただひとりの式典司会者がカジノを切り盛りし、社交関係を取り仕切っていた。保養地は海岸沿いに立ち並んだものと同様、上流貴族、とりわけ国王ジョージ三世〔在位一七六〇―一八二〇〕の兄弟らの命によって建設された。要するに、こうした階級の貴族たちの、とくに「シーズン」中の到着は、新聞・雑誌で報じられた。こうした場所で再構築されたのである。この点で重要なのが、一七八九年ウェイマス〔イングランド南西部の港町〕での、ジョージ三世の海水浴である。それは小悪魔的な娘たちの一団が参加した式典だった。フランスではずっと後の王政復古期〔一八一五―三〇〕、ベリー公妃〔一七九八―一八七〇〕に引きつけられて、夏のシーズンのあいだ宮廷がディエップ〔フランス北西部、イギリス海峡に面した港町〕に再設置されようとしていた（**口絵図4**）。

こうした場所ではさらに、平穏のうちの休息に反する数々の習慣があった。ラッセル医師とその弟子たちが実践した療法は、自然神学に想を得たものだった。海の力強さと広大さに重きを置き、海が最高の治療薬であると考えられていた。こうした観点からは、休息はほとんど度外視される。とりわけ女性の病気や腺疾患を対象に、ラッセル医師は静穏やリラクゼーションではなく、激しいショックや神経線維の緊張に基づいた治療法を考案していった。医師が海水浴者、とくに女性たちを送り込んだ海水の温度は、十二度から十三度だった。彼女たちのなかでもっとも裕福な人々には、沐浴前に海水を桶に入れて、頭からかぶるよう勧めた。つづいて海水浴者は馬車に乗せて運ばれ、資格をもった案内人によって、頭を下にして海中に沈められた。これは「波の水浴」と呼ばれた行為で、休息とは対極にあるショックと緊張に依拠したものである。男性たちはというと、競泳をしなければならず、これは間違いなく疲労に満ちた行為だった。

たしかに午後には、医師たちは風の吹きすさぶ砂丘をすこし歩くよう指導した。しかし夜の宴はカジノで行われるのが常だった。要するに、このような一連の治療行為を休息の歴史に含めるという考えについては、留保せざるを得ないのだ。

後述するように、その後太陽への嫌悪感が薄れ、水着がよりシンプルなものになり、そしてなによりも、快楽的な目的が浜辺での滞在を規定するようになるとき、すべてが一変する。これには十九世紀末、とくに二十世紀まで待たなければならない。

ルソーが始めた中級山岳の流行に触発され、より休息に近づいたのが、啓蒙時代の終わりにスイスの医師たち、とくにトロンシャン〔一七〇九—八一。ジュネーヴの医師〕によって提唱された空気療法だった。疲労の脅威を考慮したうえで注意を払えば、この療法の一部である散策、すばらしい風景の眺め、外の風を吸い込む行為を、休息の先駆的な形態（この点については後述）に含めることもできるかもしれない。しかしながら往々にしてこうした場所では、社会生活の喧騒が残っているのだ。

第9章

大地の休息

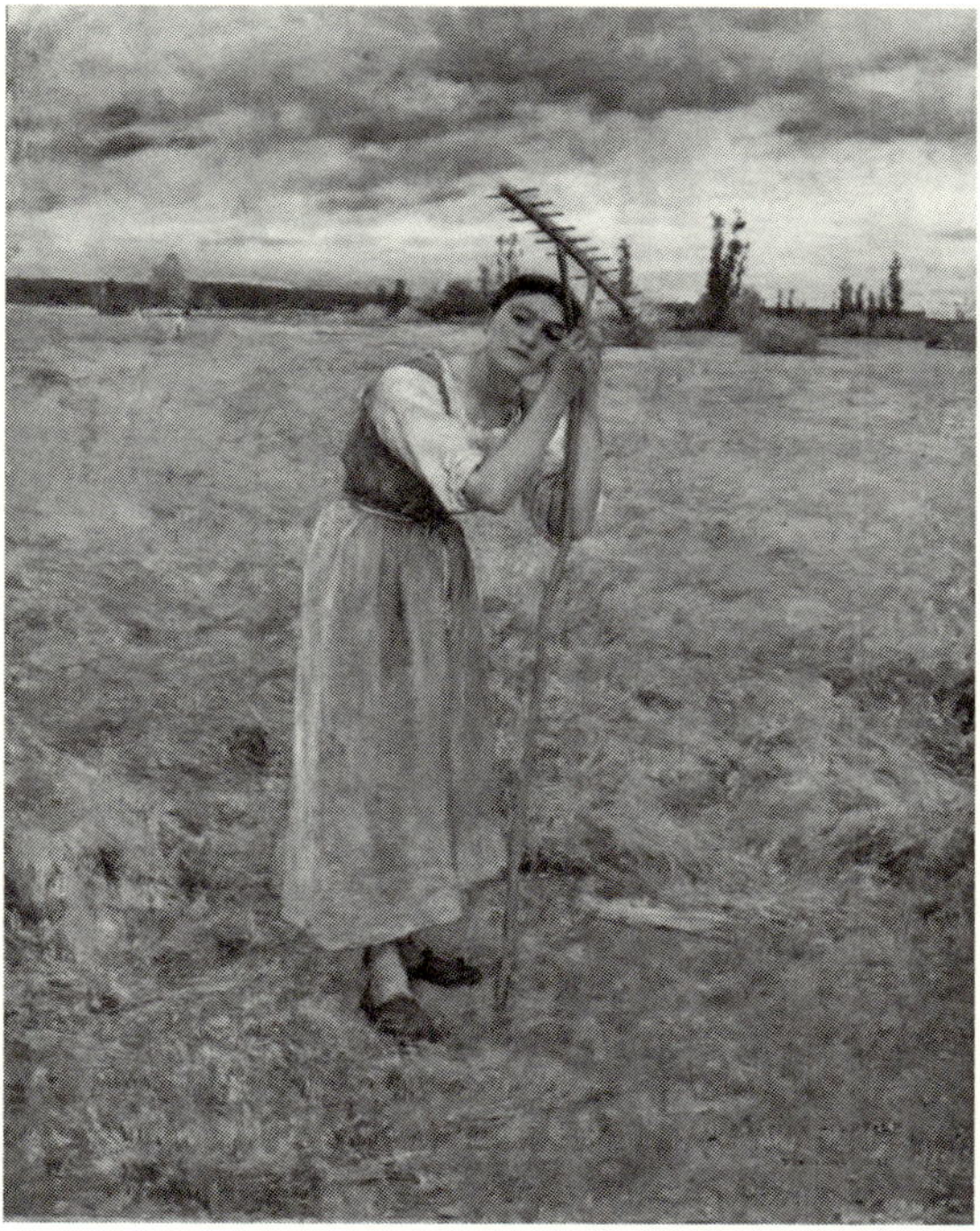

ジュール・バスチアン＝ルパージュ《休息する農婦》
（1881、オスロ国立美術館）

季節の移行と休息

「大地の休息」は、すでに見たように七年ごと、祝祭《ジュビリー》の安息日に際して、ヤハウェによって命じられている。要するに人間と同じように、大地も休息をとる宿命なのだ。そこでは西洋で「休耕の時」と呼ばれる、定期的な休息の必要性が暗示されている。それは本書の主題ではない。他方で、ここに検討すべき休息のもう一つのかたちがある。季節の移行と結びついた休息である。十七世紀、とりわけ十八世紀の画家や作家が、この休息に注目したことはよく知られている。

農作業のリズムは、古代以来、たえず描写と規定の対象となってきた。しかし大地で働く人々における休息のすがたとは、具体的にどういったものであったのだろう。

少なくとも西洋の温暖な国々では、冬のあいだは活動が停滞する時期ではあったが、それでもわたしたちが考えるような休息の時ではなかった。じっさい休息の様相が、わたしがいま言及している環境では特殊だったことは明らかだ。この点に関しては、ともすると時代錯誤に陥ってしまうため、細心の注意を払わなければならない。このような環境において「休息」という言葉が、わたしたちがごく自然に与えるような意味を持っていたかどうか定かでないのに、ここで言う「休息」を探求することは歴史家として正しい方法なのだろうか。

農村世界の状況

よくよく考えてみよう。農村の世界では、「休息」という言葉は二重の意味を帯びていた。第一にそれは、すでに先の章で提示した、永遠の安息を含意するものだった。葬儀の際に唱えられるレクイエム、先祖が眠る墓地への訪問、そして死する術《アルス・モリエンディ》についての説教を聞くことは、この休息のすがたを定着させるまたとない機会となった。家族で祈る習慣が根強いプロテスタントの国々では、おそらくもっと存在感があっただろう。いっぽうで、「日曜日の休息」として知られる日曜日の活動停止は、同じく宗教的な意味合いを持つものの、付随的な概念であった。

残る側面については、慎重になろう。そうした環境で休息は、それ自体の価値を持っていなかった。熱心さ、仕事への熱中、無為への軽蔑、怠け者や「ものぐさ」、「役立たず」への嫌悪といったものは、自分と他人を見定めるこれ以上ない評価軸だった。そしてこのことは休息にとって、ある種の汚名に通ずるものに他ならなかった。道路で立ち止まること、道ばたで、農地の一角で、家の前に置かれたベンチでのおしゃべり、夕食後の団らんやあらゆる種類の夜の集いなど働かずに過ごす時間は、社交、近所づきあい、気晴らし、祝祭の領域に属するものだった。わたしたちが当時の休息と考えがちなものは、おそらくそのような認識のされ方も、呼び方もされていなかっただろう。

日常生活における女性の第一の義務は——祈りを唱えることを除けば——、「せっせと働く」こと、どんな小さなことでも常に何かしらのやるべきことを見つけることだった。家のなかをできるだけきれいに整頓し、洗濯物を洗って干し、鶏小屋で鶏に餌をやり、庭で雑用をこなし、家畜に幾度も餌をやり、そしてなによりも小さな子どもたちの世話をし、食事の支度をすることが仕事であることが多かった女性たちは、こうしたさまざまな仕事の大変さを相対化し、そして「息抜き」——休息ではなく——をするために、ごくささやかな仕事をするようになった。衣服のつくろい、編み物などである。老年になると、女性が人生の最期まで専念できたのは、こうしたこまごまとした仕事と子守りだった。

男性に関しては、老境を迎えると、まだいくつかの勤めなら果たすことができ、家を暖め、食べ物を調理する火を維持することを、しばしば名誉としていた。羅列はこの辺りにしよう。

これには、わたしたちが一般的に理解するような休息のすがたを過去の環境に求めることが、歴史家にとっていかに危険な行為であるかについて、注意を喚起する以外の目的はない。わたしたちの言うような意味での休息の概念が、農民の世界に定着したのは、機械化や自動車の普及に至るまで、その後ゆっくりとした変化を経てからのことに違いない。

暗黙のうちにこの農村世界では、作業の体系は、田畑や牧草地でもっとも重い労働を行う者の、疲労の度合いを考慮していた。食卓で男たちがしばしば座ったままで、重労働による負担が通常少ない妻や娘たちに、給仕をさせた理由のひとつである。(1)

この記述が図式的なものであることは認めよう。繰り返すが、おもな目的は警告を発し、包括的なアプローチの採用を提唱することである。

第 10 章

日曜日の休息と「休息の悪魔」

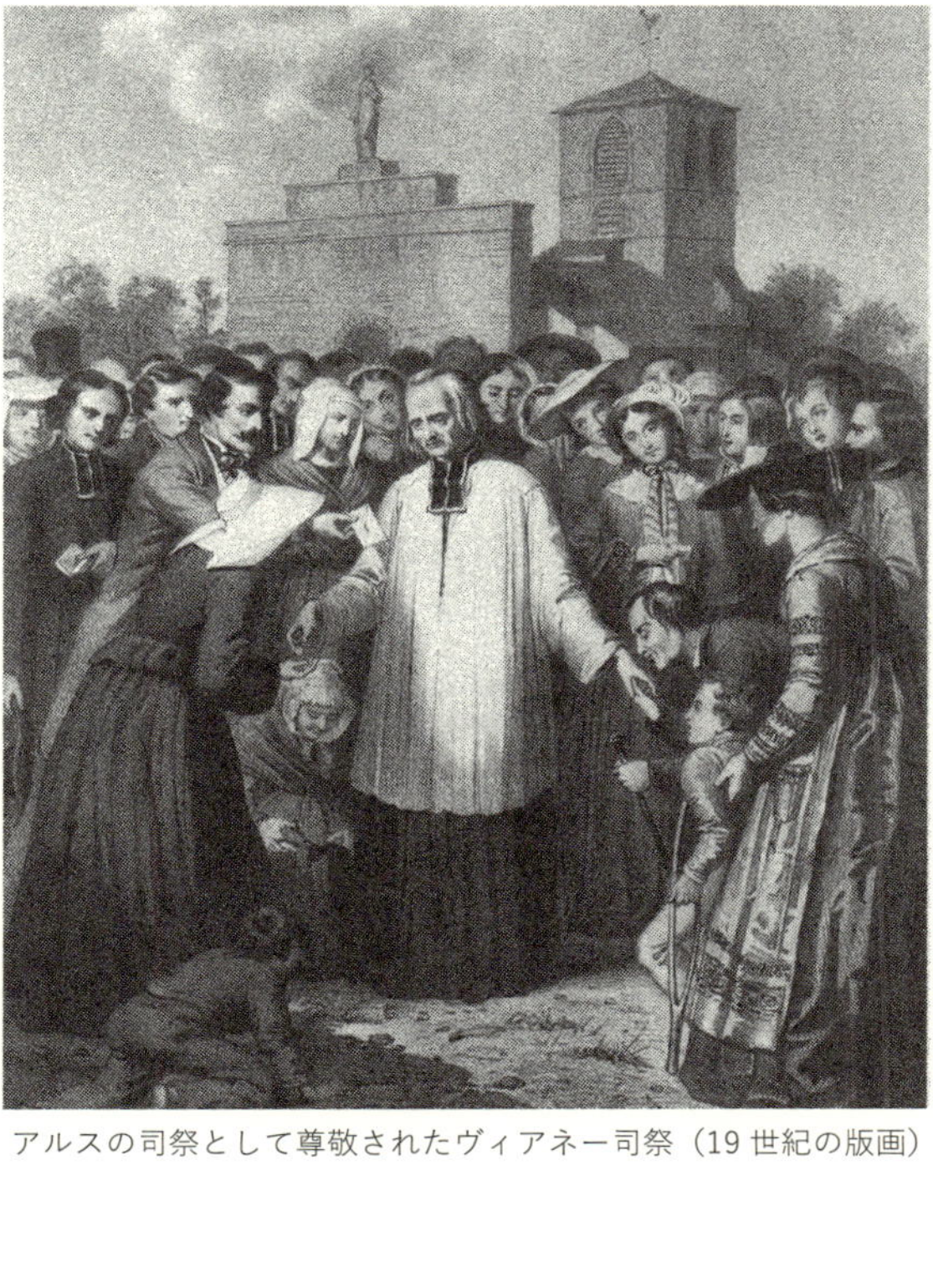

アルスの司祭として尊敬されたヴィアネー司祭（19 世紀の版画）

何世紀にもわたり日曜日の休息が、労働力の回復を目的とした活動の停止を意味していたと考える人は、完全に時代錯誤を犯していることになる。

だからこそ、歴史家の目線でこの休息に関する言説を紐解く必要があるのだ。まずはユダヤ教の安息日と、日曜日の休息とを区別する必要がある。前者は、それを構成する聖書への参照——とりわけ『レビ記』と『民数記』——をすでに詳しく見たように、七日目に神の休息を祝うものである。日曜日の休息はそれとはおよそ異なり、『創世記』に記されている天地創造の最初の日、神が光を創造し、イエスの復活を予想した日を指している。これは週の一日目、日曜日に祝われる。

キリスト教と日曜日

キリスト教徒にとって、日曜日の休息と名指された活動の停止は、神のうちの永遠の安息、すなわち救済を得やすくするためのものだと見なされる。主の日は無為のための時間ではない。無為は誘惑への入口であり、悪魔のはたらきを助長するのみである。これから詳しく見ていくように、活動を停止することによって、信者は神に捧げる時間を神聖化することができる。

はやくも三二一年には、コンスタンティヌス一世が、農作業を除いた日曜日の休息を法律で定めていた。ポール・ヴェーヌ〔一九三〇―二〇二二。フランスの歴史学者〕はこの点に関し、七日間のリズムは異教徒の世界にも存在したと指摘している。四世紀末ごろには、民衆が説教を聞きに行けるように、戦車競走や演劇が禁止された。とはいえ、この規定はあまり遵守されなかったようだ。ラオディキア公会議（三六四―三八一）では、キリスト教徒が安息日に怠けることが禁じられ、その日に働くよう命じられた。いっぽうで主の日（日曜日）には、できる限り活動を停止するものとされた。その後一連の公会議で、信者が行ってはならない活動のリストが詳細になっていった。それは基本的には、農作業以外でいうと、商業活動、司法行為、そして狩猟である。六世紀になると、「パンとぶどう酒の奉献式」に出席する義務が追加され、これはのちにミサとして知られることになる(1)。

そのずっと後、一五四五年から一五六三年にかけて、宗教改革に対抗してトリエント大聖堂で開かれた公会議では、日曜日の休息の意味と実践内容がより明確に定義された。そこでは、カトリック教徒が主の日に立ちあうべき礼拝の儀が列挙されている。わたしたちの関心事である休息は、信者が説教や講話を聞き、祈りを唱えることによって、霊的な糧を得て、より容易に救済に至るための時間と考えられている。ここでの休息とは、永遠の幸福を得るための条件であり、単に活動を停止する時間ではない。さらに公会議の教父たちは、あらゆる肉体労働を避けるよう繰り返し説いている。ミサへの参列義務に加えて、教父たちはその他の儀、とりわけ晩課への出席を勧めた。

そして当然のように、公会議の教父たちは、主の日に観劇や公の舞踏、居酒屋での祝宴の類を行うことを禁止した。またトリエント公会議によれば、日曜日はすべての秘跡の祝い、とりわけ結婚式などを控えることも意味した。要するに日曜日の完全な神聖化の妨げとなる、無為を喚起する可能性のあるものは、すべて禁止されたのだ。ロベール・ベックはこの点について、ピエール・コレの言葉を引用している。「休息という悪魔はもっとも危険なもののひとつであり[…]、怠惰は不純な考えを生み出すだけである[2]」。この考え方は、パスカルやフランソワ・ド・サル、そして多くの十七世紀のモラリスト作家たちによって提唱されたことと一致しないどころか矛盾する。彼らは瞑想、心の平穏、そしてそれらを容易にする神のうちの休息を推奨していたのだから。

ロベール・ベックは、公会議の禁止令に忠実な司祭たちの言説にあっては、個人が感じる休息の必要性とは、人間をイエスと区別する不完全な状態のしるしであると付言している。繰り返しになるが、安息は死を越えたさきの生にのみ許されているのであり、救済を得て、神の平和のうちにそれを享受することができた者にのみ与えられる。つまりひき続きベックによれば、こうした観点では――そしてこれこそ本質的なことだが――、休息とは地上の財産には属さないのである。

しかしこれと同じ論理にも、祝うことのできる休息のかたちが存在する。亡くなった祖先の安息の地である、墓地を訪れることである。これにより生者と死者の一体感が示される。

さらに、日曜日の休息時間が典礼だけでは満たされない場合、信者は敬虔な読書や慈善行為に没頭することもできた。

十八世紀半ばまで、日曜日と日曜日の休息の意義が問いただされることはほとんどなかった。セエ〔フランス南東部の町〕の司教によれば、彼の教区にある二七二の小教区のうち二四〇の小教区で、ミサへの出席率は百パーセントだったという(3)。わたしが青春時代を過ごしたロンレ＝ラベイの小教区は、この教区に属していたが、一九四五年から一九五五年にかけても同様の状況だった。さらには、教区に説教にきた田舎の老神父が、その場にいた農民たちに、もし彼らがどうしても日曜日に働こうとするのなら、神は彼らの農作物を絶やすだろうと断言したことも忘れがたい。

聖職者たちが恐れていたのは、日曜の午後が完全に休息に当てられ、お祭りとまではいかなくとも、娯楽の時間に転じてしまうことだった。司祭たちにとっては、休息時間をいくつもの宗教的行為で満たすことが理想的だと考えられていた。たとえばラ・ロシェルの教区では、一七一〇年に司教が次のように定めている。「教区司祭は、信徒が一日中、宗教的な活動（朝の祈り、教区のミサ、説教、身近な教化指導、晩課、教理問答、夕方の祈り）に勤しむよう助けなければならない(4)」。司教は、自由時間や娯楽の機会、怠惰に類したあらゆるものを禁じている。二十一世紀のわたしたちが理解するような意味で、日曜日が休息の時間とならないようにするのが、教区司祭の役割だった。この点で象徴的なのは、晴着を着るという行為である。つまり主の日には、さまざまな活動を通して平日に着ているものとは、できるだけまったく異なる衣服を身につけるということである。しかしもう一度言うが、これは非労働の聖なるしるしであって、休息のしるしではない。

世俗化と祝祭化

ロベール・ベックによれば、十八世紀半ばから、より正確には一七三〇年から一七四〇年の十年間にかけて、日曜日の時間と、それに結びつく休息を神聖化するモデルが衰退しはじめた。

この流れの最初の犠牲者は、晩課であった。

同時に、日曜日の肉体労働の禁止も次第に疑問視されていく。言うまでもなく、この流れは休息の実践にとって有害である。革命下のフランスでは、休息の歴史は激動のものであった。それまでの日曜日に代わる旬日《デカディ》最後の日の導入〔革命政府は従来のグレゴリオ暦に代わる革命暦を採用した〕は、この新しい日に休息をとる厳格な義務を伴うものだった。フリュクティドール十八日のクーデターの余波で、この義務はさらに強固なものとなる。ナポレオン・ボナパルトは第一執政官として、当初は正反対の政策をとっていた。ボナパルトが助言を求めた法学者ポルタリスの簡潔な言葉を借りれば、「国民が働くことが重要である」というものだ。政府が、労働者階級の休息を敵視していたことを示す原則である。こうした流れのなかで、労働を行わない宗教的祝日の数は、四つにまで大幅に削減された[5]。その後、一八〇七年に皇帝が日曜日に自由時間を導入し、もはや強制的な休息は存在しなくなる。休息が規制されたこの波乱万丈の歴史は、フランス各地、とくに田舎の教区で、教区民の抵抗にあった。

同時にまったく別の要因が、規制を受けることなく休息の歴史に重くのしかかってくる。日曜日が徐々に世俗化し、トリエント式の日曜日の休息が衰退し、この日の時間を神聖化しようという欲求とは無関係に、日曜日に祝祭的な活動が次第に増えていったのと並行して、啓蒙の世紀の後半には、ブルジョア階級の内部でも変化が起こっていた。庶民階級の瞑想的な休息や祝祭的ないし娯楽的な休息とはかけ離れた、私生活への欲求がブルジョア階級のあいだで高まっていたのである。恋愛結婚の習慣は、ふれあい、愛情、子どもの教育を中心とした新しいかたちの家族感情によって強化された。このような環境のなかで、世俗化とも異なる新しい日曜日の時間管理が形づくられた。この点については、十九世紀半ばの日曜日の時間の「家族化」の最盛期について論じるときに再度触れることにしよう。

しかしまたべつの流れが、トリエント公会議後の日曜日の尊重に影響を与え始めていた。労働者階級のあいだで、祝祭的な休息の要求が生じていたのだ。この欲求を満たすべく、聖月曜日という習慣が一時導入され、日曜日に代わる非労働日として、祝祭や気晴らしへの欲求を満たすことができるようになった。これは世俗化されたかたちの休息と見なせるだろう。

十九世紀前半には、賭け事、ダンス、飲酒の習慣が広まり、日曜日の神聖な性質が変化し、とくに農村部では聖職者の不興を買った。この点で、アルスの司祭〔ヴィアネー司祭（一七八六―一八五九）のことで、四十年以上にわたりフランス南東部の町アルスの司祭を務め、一九二九年に列聖された〕が、彼の小さな教区で、本来宗教的な礼拝が行われるはずの日曜日に繰り広げられたあらゆる祝祭的な活動に対して行った、絶え間ない戦いは重要だった。聖なる司祭はこれを悪魔の仕業と見なし、悪魔はつねに自分を苦しめていると言った。

十九世紀半ばには、フランスでは宗教的実践の衰退が緩やかになり、聖母マリア出現の成功〔一八五八年、ピレネー山脈ふもとのルルドの洞窟で、羊飼いの少女の前に聖母マリアが現れ、奇跡が起こったという〕という象徴的な出来事もあり、カトリック復興の時代に入ると、その形態のブルジョア化と「家族化」が顕著になった。その結果、「ミサへの外出」はますます社交の時間となり、日曜日の昼食は、午後の散歩に先立つ家族のささやかな祝宴のひとときとなった。要するに、日曜日の休息は尊重される一方で、神聖でもあると同時に娯楽的な時間にもなったのである。

退屈な日曜日

同時にこのブルジョア階級と芸術家たちの周囲では、日曜日の午後には、逆説的にある種の退屈が生じた。休息は、パリでマクシム・デュ・カン〔一八二二―九四。作家。長大なパリ論を残す〕が記述したような「都市の機構」を停止させた。ボードレールはこの日曜日の倦怠感にとくに敏感であったし、彼のあとにも多くの作家や種々の芸術家がそうであった。一八六〇年にジュール・ヴァレス〔一八三二―八五。作家、ジャーナリスト〕によって描かれた貧しい学生の目には、日曜日は「退屈、絶望、無の色」に映っていた。その日彼は、「どこで時間を潰し、どこで退屈をやり過ごそうか[6]」と考える。日曜日には仕事を中断するクルーズ県出身の出稼ぎ石工の目には、休息とはセーヌ川の流れを静かに眺めながら、「内在化された地方」となった故郷を夢想することだった。

十九世紀において、詩人のジョルジュ・ローデンバックほど、日曜日の退屈に敏感に反応した者はいない。ここで少し一息ついて、彼が多くのページを割いている自己を語るエクリチュールの一部をなす、この暗い感情について語るのを聞いてみよう。詩の短い断片をいくつか引用するにとどめるが、まずローデンバックにおいて日曜日、休息、そして退屈への強迫観念は、彼の子ども時代の記憶と結びついている。

日曜日はいつも、子どものころと同じだ
空虚な日、悲しい日、青白い日、裸の日
断食と禁欲の一日のような長い一日
わたしたちはいつだって退屈している[7]［…］

またべつの場所ではこう言っている。

かつての日曜日！　日曜日の退屈！
まるで葬式のように鳴りひびく鐘の音
わたしたちの魂に、死への恐怖が広がる。(8)

ローデンバックは、レクイエムと絶え間ない苦悩を結びつけながら、この悲しみの日の休息の実体を正確に定義しようとする。

こうして日曜日の休息がわたしを悩ます
そうしてすでに苦い休息として目の前に現れる
海のはじまりの砂州での裸の休息
長い無限の日曜日の死んだ砂州
砂の沈黙が遠くで凝固する(9)

そしてローデンバックは自身の嫌悪感を滔々と語りだす。

日曜日、この日は追放されているかのようだ
鐘の悲しみに侵された長い一日
そして長い日曜日はいつだって戻ってくる！
ああ！　日曜日の時間の悲しい花束よ
それは悲しい花束で、ゆっくりと
白い卓布に置かれたグラスの水のなかで死んでゆく……
わたしはそこから逃げられるのだろうか？　どうすれば避けられるのだろうか？
あまりに落ち着いた色彩につつまれた半喪の日
わたしの無為の心は煙に巻かれる
わたしは妄執し、恐怖し、ぞっとする(10)

また陰気な呼びかけに戻って、

日曜日のけだるさと、その陰鬱な退屈さ

生きることの陶酔にそぐわないではないか

あるいは次の詩句。

日曜日は鐘の音が聞こえる日だ！
日曜日は死について考える日だ！(11)

この象徴主義の詩人が、日曜日の神聖さへの言及をまったく欠いていると言うのはあまりに性急だろう。それどころか、日曜日に捧げられた彼のえんえんと続く文章からは、かつて日曜日と結びつけられていた死の想起や、聖なるレクイエムへの郷愁を想起させるものが読み取れる。この多彩な日曜日の感情のなかで、休息は退屈と織り交ぜられ、かつてのレクイエムに送り返される。

日曜日の黄昏どきの休息の悲しい色彩は、二十世紀まで続くライトモチーフとなり、映画やシャンソンに姿を見せることになる。この休息の日には、とりわけ子どもやふさぎがちな人々の退屈が強調されている。シャルル・トレネ〔一九一三―二〇〇一。フランスのシャンソン歌手〕

やジュリエット・グレコの歌は誰しもの記憶に残っているだろう。

第11章

疲労と休息

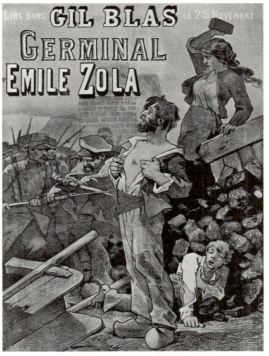

エミール・ゾラ『ジェルミナール』（1885）の宣伝ポスター。
炭鉱労働者の生活を描いた作品

ここでの狙いは、疲労そのもの(1)を扱うことではなく、ましてや過労を扱うことでもない。そうではなく、疲労と休息の関係を、休息の歴史という観点から見ていくことである。両者の関係は歴史的にきわめて重要である。なぜならそれは、過去二世紀にわたって、疲労の治療薬という休息の主要な定義を決定づけてきたからだ。

しかし時代を追って見ていくと、いつでもそうだったわけではないことがわかった。長いあいだ休息に敵対すると思われていたのは、喧騒、不安、心配事であり、休息は安らぎや平穏と同義で、その安らぎや平穏は、怠惰という大罪の入口である退屈や無為によってつねに脅かされていた。

産業革命と余暇

十九世紀、産業革命の進展によって労働者における休み時間が減少し、疲労が増大したことを背景に、教養ある特権階級においては、時間の余裕と密接に結びついた休息が発達した。労働力の回復ではなく、自分自身の再創造という視点である。個人の時間という概念の台頭は、古代の閑暇《オティウム》の狙いと実践をある程度想起させる。

本書でこの休息の様相において重要なのは、自分自身の時間を使いこなすため、また「身体、感覚、感情、想像力、精神を通して、自分自身をより豊かに表現するために」、時計の針の時間を忘れたいという願望である。これは休息、平穏、静寂、逃避への願望を喚起することを狙いとし、同時に、新しい時間の枠組みと時間の使い方の変革を通じて、怠惰と退屈を回避したいという関心でもある。

この狙いは少しずつ、ブルジョア階級の基本的な要求となっていった。多くの地位、多くの職業、さらに言えば引退が、個人が自分の時間をコントロールし、職業上の重荷に対して相対的な自由を享受することを可能にした。時間の余裕とその結果としての休息は、社会的地位を決定する要素となった。そのためエリート階級に属する多くの人々について、満足のいく余暇や、ひけらかすような無為を語ることが増えていった。

このような社会階級では、休息という名の怠惰が退屈につながり、脳疲労や苦しみの原因となる危険性も指摘されはじめた。ソースティン・ヴェブレン〔一八五七―一九二九。アメリカの経済学者、社会学者〕よりずっと前の一八三七年、スタンダールが「有閑階級」と命名した、特定の社会階層におけるこの相対的な時間の余裕は、忘れられがちではあるが、産業疲労とは無縁の休息の歴史の一部である。

このような環境にいた人々の多くが、刻苦勉励を要さない、うわべだけの自由業に従事していた。つまり時間に余裕があったことで、彼らは長い休息、しばしば文化的な休息を取ることができたのである。たとえば案件の少ない弁護士、患者の少ない医師、たっぷりと余暇のある判事、元軍人、工場を貸し出す「実業家」などが挙げられる。

産業革命の世紀である十九世紀は――少なくともその初期においては――大なり小なり社会的エリートに属する多くの人々が繁栄し、時間のゆとりを楽しみ、休息した時代であった。これに、自由、時間の余裕、選択された休息様式といったものの象徴であった、年金生活への誘惑が加わった。当時この誘惑はきわめて強かった。バルザックの小説には、こうした社会階層に属する人々、その歩く姿で自由な時間を享受しているとわかるような人々が出てくるが、そのバルザックが描いたゆっくり踏みしめるような散歩や、より散発的な、地元の学者仲間たちの散歩を思い浮かべてもらえばいい。収集品を悦に入って眺めたり、もっと単純に、会話を楽しんだりすることは言うまでもない。これらの人物の妻たちに関して言えば、本質的なことは、これ見よがしに時間を無駄遣いすることだった。

何人もの作家が、この時間の部分的な余裕、空いた時間の経験、身体と精神の受動性に注目し、ときには称揚してきた。ジョゼフ・ジュベールはすでに世紀初頭、ここに自我の再生の可能性を見ていた。

労働者の休憩時間

十九世紀半ばまでは、都市でも農村でも――そして二十世紀半ばまでは、手工業のある部門で――労働者の疲労と休息の区分は微妙だった。労働者階級では、しばしば「ものぐさ」と形容される怠惰への蔑視が根強く（農村については前章参照）、仕事の出来ばえを重視することから、休息に関する事柄は軽んじられる傾向にあった。しかし「まったくなにもしない」ということは考えにくいとしても、休息が皆無だったわけではない。これまで見てきたように、職人や農民の労働時間は、正確に測定された密な時間ではない。彼らの労働時間は、活動の細かな一時休止によって区切られていた。労働に従事する者は、自ら時間を作り出し、そこで休息するようにしていた。労働時間と休憩時間は交互に繰り返され、食事、収穫中の昼寝、移動、会合、「一杯ひっかける」ための寄り道など、さまざまな機会に休憩がとられた。要するに短い、断片的な休息の瞬間が、体系的ではないにせよ、労働時間のなかに組み込まれていたのである。加えて、このような休息時間が個人的であることはほとんどなかった。

最初の産業革命である蒸気機関は、休息の歴史を大きく変えたが、労働時間のなかに非労働時間の断片を組み込むという伝統的なやり方は、多くの部門で存続した。しかし機械化された作業場、またそれ以上に工場では、正確さの要求が強まり、労働時間は正確に計測されるようになった。休憩の長さも規定され、労働に人知れず組み込まれていた伝統的な短い休憩時間は姿を消すようになった。このような職場では、一応確保されていた休憩時間の自由も機械のリズムによって破壊され、さらには遅延に対する厳しい制限が重なった。労働時間が規制され、それまで休息が入り込む余地のあった隙間がなくなった結果、新たなかたちの疲労が出現した。

一八七〇年代以降になると、西洋では疲労、職業上の危険、過労、神経疲労、脳疲労の害悪が糾弾され[2]、これらの生理的・心理的な病気の蔓延を食い止めるべく休息が求められるようになった（**口絵図5**）。この多面的な動きは、定期的な体力の回復と、エネルギーの保存の必要性に裏打ちされていた。仕事に関する新たな生理学・心理学が発展したのである。

疲労からの回復

産業疲労の研究によって、睡眠、娯楽、そしてわたしたちの関心事である休息に必要な最低時間が測定され、提唱されるようになった。個々人によって計算の異なる自由時間に対する要求が台頭してくると、休息の歴史は、集団的なものにせよ個人的なものにせよ、変革をこうむる。これらの要因がいっしょくたになって、休息に関する豊かな歴史的表象を無効にしかねない。このような背景から、ヨーロッパ諸国は疲労と休息の関係を規制する法律、とりわけ日曜日の休息――反教権主義者の反感を買わないように週ごとの休息とも呼ばれた――を義務づける法律を制定したのである。

次第に時間の計算が明確になってくる。アメリカでは、「三―八」計算に基づく主張が登場した。つまり一日の時間を、八時間の睡眠、八時間の労働、八時間の休息に分けるという考え方である。

こうして休息の歴史の流れに革命が起こった。それ以来、休息はもはや選ばれし時間でも、平穏のひとときでも、自分に向き合う時間でもなく、単なる法制化された時間となったのである。休息の歴史を、非常に重要で、豊かなものにしてきたものすべての崩壊が引き起こされる。この意味で、疲労、過労、そしてそれらが脳の状態に及ぼす影響などといったものは、休息の歴史をある意味で無味乾燥にし、平板化し、単純化した。この点では、休息の神聖な性質、高貴さ、個人のエネルギーや自省力を発達させるその能力を維持しようとした信者たちの努力も、まったく空しいものであった。

しかし同時に、疲労の生理学と心理学の研究によって、休息の治療的価値に注目が集まり、奨励されるようになった。これが今、ここで考えなければならないことである。

現在科学は——そしてこれが本書の文脈においても本質的なものなのだが——、何世紀にもわたって認識され、推奨されてきた休息とはもはや異なる休息の構成要素を考察し、分析し、分解している。

休息は、細分化され断片化される生理的欲求と見なされるようになる。休息を計算することは、さまざまな目的の観点から見て必要不可欠なものとなる。こうした見取り図において、休息の効用を列挙するなかで、再構築、沈静化、再生という流れが見えてくる。休息はわたしたちを中毒や、当時は社会的災厄——退化の原因になる——と考えられていた害悪、とくにアルコール依存症や、後述するような結核の害悪から守ってくれる。このような状況で、休息という概念はかつてない重要性と広がりを持つようになった。これらの要素をひっくるめて、わたしはこの時代を「大いなる休息の世紀」と呼びたいと思う。繰り返しになるが、これらの要素が明らかになったのは、かつての豊かさが損なわれ、消滅しつつあった時代であった。

しかしこれで終わりではない。十九世紀末の退化論の権威のひとり、シャルル・フェレ医師

〔一八五二―一九〇七〕は、休息には自殺や犯罪の数を減らし、さらには貯蓄を促す力があるとした。これらはすべて、休息がもっていた聖性が損なわれつつあった時代に、世俗化された道徳の文脈で休息を高く評価したいという願望を明らかにしている。

この章の結論として、十九世紀末には休息は文化の奥深くに位置していると断言できる。休息は疲労、健康、幸福の概念を統合する。また社会的災厄についての考察に参加し、反教権主義者たちの心を占め、道徳の領域に侵入する。この時代は、十七世紀以来、自然と休息の状況についてもっとも深く反省が行われた時期でもあった。しかし、その価値を確立するもうひとつの事実については、わたしたちはなにも語っていない。それは、休憩時間の同時性が社会の結束を強化し、家庭生活の繁栄に貢献するということである。

だが同時に、仕事の利点にとくに関心のある一部の人々にとって、休息や自分のために時間を割くということは、損失への強迫的な恐怖を生じさせたり、煽ったりするという事実もまた無視することはできない。

第12章

十九世紀末から二十世紀半ばにおける治療としての休息

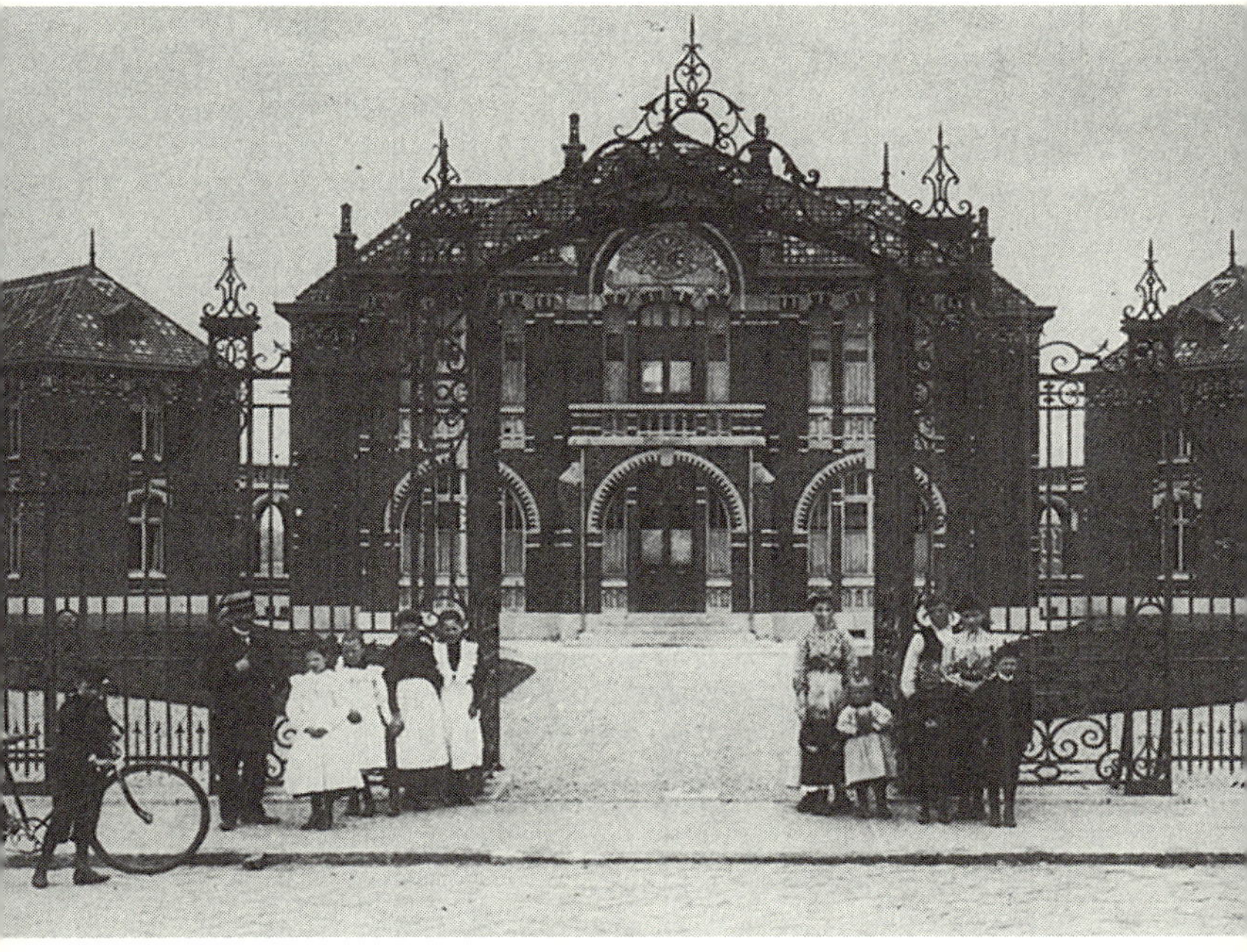

フランス北西部カーンにあったサナトリウム

結核の脅威

かつて健康に関連した休息には二つの様態があった。ひとつは言うまでもなく、病後の回復期に必要な、医師から命じられる休息で、もうひとつはすでに見たように、憂鬱症患者や廃疾者に関する休息である。十九世紀の終わりから二十世紀にかけて新たに台頭したのは、恐怖を引き起こした社会的災厄のひとつ、すなわち結核に見舞われた患者に課せられた休息の特殊性である。

十九世紀半ば以降、ピエール・ギヨームがこの病気の歴史を扱った大著で示したように[1]、結核の伝染性が確実であるということが徐々に人々のあいだで浸透していった。以降、伝染病原体——一八八二年にコッホ桿菌が発見された——の研究と、治療薬の開発が隆盛を極めた。結核に対して効くとされる製品は、あとでもう一度触れるが、増加の一途をたどった。しかしもっとも効果的とされていたのは、ほかならぬ休息だった。他方で結核患者の隔離が、有効な社会的措置として徐々に確立されていった。長らく休息の神殿となる場所、すなわちサナトリウムの創設である（**口絵図6**）。

今日では、結核撲滅運動の激しさを理解するのは難しい。一九四〇年代には、小学生——わたしもそのひとりだったが——が、地域住民に「結核予防切手」を一軒一軒売り歩いたものだ。これは当時行われていた、アルコール依存症に対する撲滅運動をしのぐ激しさであった。しかもこの悲劇の延長線上には、長らく退化という事態が危ぶまれていた。

休息の神殿であるサナトリウムが勝利を収めたのには、遠い祖先から一部の要素を受け継いでいたこともあった。自然のなかでの休息することへの称賛、十八世紀末、太陽に体をさらす流行がやってくる以前に推奨された「空気療法」がそれである。日焼けブーム以前は、太陽に対する嫌悪感があり、とりわけ医療関係者を中心に、患者をその有害な光線から守ることに長らく心を砕いてきた(2)。

サナトリウムの情景

太陽の恩恵に関する新しい見方は、まずサナトリウムを海辺に建設することにつながった。海の治療効果に対する、古くからの信念に従ったのである。しかしすぐに、特権的な場所と見なされるようになったのは中程度の高さの山だった。わたしたちが「休息の神殿」と呼ぶサナトリウムが、そこにいくつも建てられることになる。高度、呼吸する空気の質、今や認められた太陽の恩恵が、収容された病人の休息がもたらす恩恵に付加されると考えられていた。とりわけ家庭内での感染を防ぐには、サナトリウムでの静養が、半世紀以上ものあいだ治癒への最大の希望となった。

繰り返しになるが、わたしは小説を人々の実践行動の証拠としては用いないとした（前記、序を参照）。しかしひとつ例外を設けよう。サナトリウムをテーマにした、あるいはサナトリウムが舞台となった数多くの著作――代表格はトーマス・マンの『魔の山』だろう――のなかで、ポール・ガデンヌ〔一九〇七―五六。フランスの作家〕の小説『シロエ』は、他と一線を画している。じっさいこの小説を読むと、部分的には、自分自身をありのままに書いたものだと感じる。著者は二度、そうした施設のひとつに収容されたことがある。サナトリウムと、課せられた休養についての彼の言葉は、小説のなかで強い真実味を帯びている。

まず印象的なのが、休息が支配していたこの衛生的な監禁空間の描写である。個室の病室、殺風景な壁の色、統一された家具、周囲の静寂、年老いたしかつめらしい看護婦以外の訪問者の不在、定められた時間割の流れといったものが、これまでにないほど厳格な、医療化された休息の形態を描き出している。これは新しい収容者に一種の恐怖を抱かせるものだった。ガデンヌが患者のひとりに言わせるところによれば、この施設では「あなたは多くの人と暮らしているが、考えるときはひとりきりだ(3)」。

ほとんどの患者にとって新しいのが、窓の向こうに山の風景が見え、特定の時間になると、遠くの峰々が太陽の光で明るく照らされることである。この神殿では、休息は特別な性質を帯びていた。継続的に光に照らされ、姿の見えない職員や自然現象によって外部でさまざまな雑音が発せられるせいで、一日の大半は真の意味で休養することは困難なのだ。

長い日中には、特別な時間が課される。「静かな休息治療」の時間である。それは午後の最初の二時間、つまり職員たちが「治療の時間」と呼ぶ時間帯に、全体的かつ普遍的に行われなければならなかった。この時間になるとポール・ガデンヌは、「横たわった人々の身体から、あらゆる沈黙の企図(4)[…]」を感じ取った。それは突然、「休息治療」の終わりを告げるベルが鳴り、ドアがバタンと開き、階段をかけ降りる音がするまで続いた。ガデンヌは、静かな絶対安静の二時間は、病気が「避けられないかたちで自己を主張する(5)」瞬間だったと付け加える。

サナトリウム内でもっともすぐれた治療法と目されていたのは、休息だった。実を言うとほかにも、金塩、石灰塩、ツベルクリン、クレオソート、海水、放射線照射したマスタードなどがあった。これらの品々は、とりわけ深刻な病状、言ってしまえば絶望的なケースを対象としたものだった。医師たちによれば、「良い治療」、「適度な良い治療」とは、朝の計測で体重の変化に注視しつつ、午後に自室や長椅子で休むことだった。これがなによりも、結核患者の大部分にとって適切だと考えられていた。

患者の健康状態が改善すると、本館の裏手に点在する離れの一棟に住まう許可が与えられた。そこからは、近隣の牧草地を散歩できるようになる。待ちに待った出発の日まで、隔離状態は緩和される。出発の日は決まって祝日だった。

二十世紀半ばになると、サナトリウムの衰退が始まった。第二次世界大戦が終わると、抗生物質の普及――まずもってリミフォンの使用――により、サナトリウムは廃れていった。しかし変化が定着するには時間がかかった。サナトリウムは思ったよりも長く存続した。医師たちは結核患者に対し、抗生物質の服用に加え、完全回復には数時間の休養が必要不可欠だと命じ続けた。

最後に、結核に対して長いあいだ勝利を収めてきたこの治療法が、ほかの「社会的災厄」の脅威を食い止めるという目的では、まったく同じような熱心さで提唱されなかったことを指摘しておこう。梅毒の治療は、たとえそれが脊髄癆まで進行していたとしても、また「エレド」、つまり遺伝性梅毒《エレドシフィリス》の患者の治療――もっともそれは想像上の病気だった――であったとしても、またアルコール依存者の治療にしても、たとえ彼らが定期的に振戦譫妄《デリリウム・トレメンス》に襲われていたとしても、結核患者に課されるような絶対安静を伴うものではなかった。サルペトリエール病院でシャルコー医師が、女性のヒステリー患者を治療する目的で開いた施設は、寝たきりの患者もいたが、休息を基本としたものではなかった。

十九世紀医学に関して、せいぜい挙げられるとすれば、不能の男性に対して――同じくその妻にも――向けられた、田舎にのんびり滞在するようにという助言くらいだろうか。

結論

休息の二千年史

一見すると西洋における休息は、古代のストア主義者たちがその特徴を定義して以来、不変の概念であるように見えるかもしれない。しかしここまでおわかりの通り、それは誤りである。休息の様相は何世紀にもわたってたえず変化してきた。キリスト教の覇権以来、その本質は永遠の安息にあった。以降、信者たちの最大の目的は救済であり、それに伴う永遠の安息《レクイエム・エテルナム》であった。疲労との関係は問題にならない。地上では神秘主義者たちが、心の平穏と神のうちの休息について繰り返し説いた。中世以来、生涯を通じて無気力であり続ける者、魂を高揚させようとしない者は、罪と怠惰《アセディア》に脅かされていた。

十六世紀から十八世紀のモラリスト作家たちによれば、休息の反意語は疲労ではなく、喧騒である。休息するということは、なによりもまず喧騒から逃れることであり、人生の終わりに安らかな老後を思い描き、それを実現することである。大地の労働者は、自然のリズムに従って活動する。日曜日の休息と呼ばれるもの――聖書の安息日から受け継がれ、とくにトリエント公会議によって成文化された――は、まずもって完全に神に捧げられた時間を生きることを意味する。

十八世紀には、休息の牧歌的な側面が洗練され、自己意識の高まりによって、つねに瞑想のひとときとして考えられていた休息の時間が豊かになった。そして休息治療の重要性が明らかになってくる。あらゆる治療には、休養がつきものになる。しかしその目的は、疲労ではなくあくまでさまざまな病気――詳細に記述される――と闘うこと、あるいは回復期の患者や病人を一般的な健康状態にまで回復させることである。十七世紀にロバート・バートンが憂鬱症患者に推奨した、自然のなかでの休養も忘れてはならない。

同時にルネサンス期には、古代の田園詩、ウェルギリウスの『牧歌』やペトラルカのソネットに言及した作家たちによって、自然のなかでの休息が称揚された。その後ルソーが、放浪や孤独な夢想家としての散歩中に経験した、新しいかたちの休息を描写することになる。

十九世紀になると、疲労と休息はますます密接に関連するようになるが、休息と治療の関連性が妨げられることはなく、むしろまったく逆であった。

それ以来休息は、学校でも工場でも、命令となる。休息は主要な要求事項のリストに入るようになり、また政治問題へも発展し、欧米では次々と関連法が成立した。

二十世紀のうちに、休息の必要性は徐々に変化した。精神的疲労がその緊急性を独占する傾向が生じてきた。今日わたしたちは、ほとんど休息ではなく、リラックスの瞬間という言葉を使う。これは疲労を緊張や不全感、たとえば「燃え尽き症候群」などに置き換えたものである。

休息からレジャーへ

一九五〇年代の終わりに最高潮に達し、そして終息した、大いなる休息の世紀に言及することで、この振り返り作業を終えることにしよう。それは「海、セックス、太陽」、有給休暇の大流行、恋の火遊びの勝利の十年間であった。この時代のもう一つの象徴である恋の火遊びは、おだやかな欲望と性的関係をまとって、十九世紀の終わりに、大西洋横断客船の船上と温泉保養都市で誕生したものだった。

当時は若者の恋の遊びはまだ、一九六〇年代以降に発展するような騒々しいかたちをとってはいなかった。その後大いなる休息の世紀は、別のかたちで衰えていく。海岸沿いでは、活動の幅がどんどん広がっていく。風を利用したマリンスポーツの発展は、動かない日光浴に象徴される身体的な休息を衰退させ、ほかにも多くの活動的なアクティビティが、次第に時代遅れとなって、それ以前の休息形態の覇権を破壊していく。

レジャーが休息に取って代わる（**口絵図7**）。かつて休息に当てられていた時間をレジャーが占有し、休息の空間にレジャーが侵入したのだ。

かつてメランコリー、憂鬱、神経衰弱、肉体的な力の過剰な行使と闘うべく、次々と考案された休息療法の遠い後継者である新たな療法が、ゆっくりと姿を見せてきている。それらはあらゆる種類の苦しみ——まだ社会的な定義の途上にある「燃え尽き症候群」と呼ばれるものを含む——を軽減することを目的とする。しかしこれは過去を理解し、時代錯誤を避けるという歴史家の使命を超えるものだろう。

自然のなかで休息したいという単純な欲求は、休息に関する科学や技術が普及するにしたがって薄れてしまうのだろうか。答えは明らかに否だ。この振り返り作業のしめくくりとして、フランシス・ポンジュ〔一八九九―一九八八。フランスの詩人〕が晩年「牧場《まきば》の制作」に没頭していたときの、魅力的な体験に触れてみよう。単純に、その緑地がポンジュにとって、この上ない休息の場所であったからだ。「牧場を眺めていると、その上に寝そべっているようだ」とポンジュは書いている。春の再生の象徴であるこの「新鮮で、しなやかで、肥沃な草木の浜辺」では、すべてが「一体化し、単純で、平等で、連続的」であり、なによりも「安らか」である。「目の前に水平に広がりくつろぎを与えてくれる牧場〔…〕」は、「わたしたちの憩いの」牧場であり、「永遠の余暇の場」である。(1) それはまたわれわれの作業が終わる場でもあり、これを終止符として本書を閉じることにしよう。

謝辞

出版人として本書に伴走してくれたファブリス・ダルメイダ、入念な調査をしてくれたエステル・セリュッティに謝意を表したい。シルヴィ・ル・ダンテックは原稿を清書し、いつものように献身的に協力してくれた。

訳者あとがき

本書は Alain Corbin, *Histoire du repos*, Plon, 2022. の全訳である。なおコルバンのほとんどの著作がそうであるように、本書も二〇二四年五月にはすでにポケットブック版が刊行されている。これまで思いがけないテーマや問題設定によって「感性の歴史」や文化史に大きな貢献をしてきたコルバンだが、本書もまた意外なテーマを論じて読者を快い驚きにいざなってくれる。

休息と言えば、仕事や勉強や訓練から解放された時間であり、疲れた身体や精神を休める時間である。それは古今東西を問わず普遍的な現象であり、そこに歴史的な変遷や社会的認識の差異があろうとは思えない。だがそうではない、とコルバンは言う。本書で休息という訳語を当てたフランス語 repos は、確かに「休息」「安らぎ」という意味だが、この語の周囲には社会的、政治的、宗教的、医学的な含意が嵌め込まれていて、それらの含意は西洋文化圏では歴史的に変化してきた、というのが著者の見立てである。

本書の概要

概要をたどっておこう。

中世末期まで、キリスト教世界において主要な休息とは死後の永遠の安息であり、天国での安息だった。聖書やミルトン『失楽園』で語られているように、そして教会で奏でられたレクイエムが暗示するように、休息とは何よりもまず「魂の平安」を指していた（第1―2章）。十六、十七世紀のモラリスト作家たち、モンテーニュ、パスカル、ラ・ロシュフーコーらが説いたのも、心の平穏だった。宮廷生活の煩わしさや俗世間の束縛から解放されること、公職を退いて田舎に隠遁することもまた、心の平穏へとつながる。休息は、人間が叡智と平穏を獲得するために必要な行為になりうるのだ（第3―4章）。

その点でもっとも見事で潔い隠遁＝心の平穏の例は、十六世紀前半の西欧世界に君臨し、晩年には息子に譲位してユステに隠居した、神聖ローマ皇帝にしてスペイン国王、カール五世だろう（「閑話休題」）。宮廷生活が華やかさを誇ったこの時代、君主の不興を蒙って宮廷から追放されることは、貴族にとって最大の不幸だろう。とはいえ、当事者たちの証言を読むかぎり、この強いられた隠遁が健全な休息と、人生や世界について瞑想する機会をもたらしえたことが理解できる。失脚の効用と呼べるだろう（第5章）。

強いられた休息となれば、宗教的、政治的な理由による幽閉や、予期せぬ自然災害からの避難によって引き起こされることもある。修道院、監獄、部屋、田舎など幽閉の空間はさまざまだ。コルバンは『エプタメロン』と『部屋をめぐる旅』という二篇の文学作品を引用しながら、望まれていなかった幽閉が精神的な避難場所となり、孤独のなかで味わう快楽の場となり、特異な休息に変わるさまを示す。その主な舞台である寝室は静寂と、休息と、親密さの空間にほかならない（第6章）。

休息の質に配慮するならば、それを促し、より快適にするための利便性が探求されることになる。こうして十八世紀フランスでは、「寝椅子」と呼ばれる移動可能な家具が発明され、同じ頃イギリスではロッキングチェアが誕生する。いずれも休息の姿勢をより身体感覚に合致させようとするものだった。十九世紀末以降にはさらに、大型客船の甲板や浜辺にデッキチェアが登場して、休息と官能性の結びつきが強まるだろう（第7章）。他方、具体的な家具ではなく周囲の環境に目を向けるならば、ひとが休息や安らぎを求めるのは都市ではなく自然のなかである。古代ローマの詩人ウェルギリウス、十六世紀フランスの詩人ロンサール、そして十八世紀のルソーなどを豊富に引用しつつ、コルバンは西洋文化において、草地や木陰や泉や湖などが休息を幸福な体験にする根本的な要素であると主張する。その時、休息とは世間の喧騒から逃れ、内面の平穏を保ち、自己をより深く知るための瞑想に誘われることを意味していた。ただし、十八世紀後半にまずイギリスで始まった海辺での保養は、医学的には確かに休息を含む実践だったが、同時にそこもまた上流階級の社交空間になったという意味で、純粋な休息の場とは言えない（第8章）。

十九世紀以降の近代に入ると、社会階層によって休息の意味に明確な違いが生じてくる。農民にとって、来世での永遠の安息や、宗教の戒律に従って日曜日に農作業を停止することは休息ではあったが、本質的な側面ではない。農民には仕事を休むことへの後ろめたさがあり、共同体内部での付き合いや、夜の集い、村の祝祭などが休息だった（第9章）。ブルジョアジーにあっては、休息の日は家族の集まりの時間となるが、これは私生活の領域への配慮が高まったという意識の大きな変化に呼応する。そして都市労働者は日曜日になると、ゲームやダンスや飲食で社交を楽しんだ。他方、ベルギーのフランス語作家ローデンバックの作品からは、作家や芸術家が日曜日に退屈や憂鬱に悩まされていたことが分かる。教会当局からすれば、古くから日曜日は聖なる安息日であり、休息という名において娯楽や気晴らしや儀式が行なわれることを防ごうとしたが、その宗教モデルは十八世紀半ば以降に衰退したのだった（第10章）。

産業革命以降、休息の意味は現代のそれに近くなる。上流階級の場合、自由時間の余裕が生まれ、それを自己実現や教養を高めるための休息時間として活用する。他方で庶民にあっては、休息とは何よりもまず疲労からの回復を意味するようになる。とりわけ一八七〇年代以降の西洋では、機械化にともなう疲労の害悪が指摘され、社会運動の高まりも作用して、やがて日曜日を休日とすることが法制化されたのだった。労働力を再生させるための休息には、当時蔓延して大きな社会不安を引き起こしていたアルコール依存症、性病、結核、犯罪にたいする間接的な防止策という機能も期待されていた。近代は休息に社会的、政治的な次元を付与したのだった（第11章）。とりわけ結核は、十九世紀半ばから一世紀にわたって世界中で猛威をふるった感染症で、患者にたいしては治療として何よりも安静と休息が要請された。そのための施設がサナトリウムである。おもに海辺や山間部に設けられたこのサナトリウムでは、太陽光と清澄な大気の恩恵が、収容された患者の休息の治療効果を高めるとされたのである。しかし抗生物質の発見と治療法の変化により、サナトリウムの時代は終焉を迎える（第12章）。

ほぼ二千年に及ぶ西洋の休息の概念と実践の歴史をたどった後、現代社会における休息はどのような位相にあるのだろうか？　疲労やストレスや神経症が昔より軽減されたわけではない。しかしそれから解放される手段として、あるいはそれへの対処法として現代で推奨されるのは「休息」ではなく「レジャー」だ、とコルバンは言う。では二十一世紀の現代、そして今後、休息はどのような様式をまとうことになるのだろうか。問いは開かれている（「結論」）。

コルバンは一見したところ何気ないテーマ、ひと昔前であれば歴史学の対象になりうるとおそらく誰も想像しなかったテーマに取り組み、そのことをつうじて歴史の新たな鉱脈を掘り起こしてきた。『休息の歴史』もまた、そのようなコルバンの特徴をよく示す。歴史学は実証的な学問であると同時に、想像力の発露を必要とする学問でもある。

本書は、聖書の時代から二十世紀までを射程に収めつつ、天国での安息、心の平穏、宮廷生活からの隠遁、自然のなかでの安らぎや保養、自由時間の享受、労働の疲れを癒すための時間、病やストレスを軽減するための対策、という変化をとおして、休息という言葉がはらむ意味の多層性をあざやかに分析してみせた。分量的には小さな本だが、内容的には着眼の独創性がきわだつ著作である。

コルバンの他の著作との関連

この十年ほどのコルバンの著作は、過去に学術誌に発表した短い論文や、共著に寄せた論考が出発点になっているものが多い。その時点では一篇の論考としてまとめたが、コルバン自身の脳裏では、いずれおおきく発展させる価値がある主題として記憶され、時を経てそれが一書に結実したのである。

本書『休息の歴史』の原点にあったと思われるのは、コルバン監修の共著『レジャーの誕生』(一九九五、邦訳は藤原書店、二〇〇〇)に収められた「疲労、休息、時間の征服」と題された論考である。そのなかでコルバンは、一八七〇—一九三〇年代のヨーロッパを対象にして、疲労への対策として自由時間や余暇がどのようにして獲得されていったかを論じた。産業革命がもたらした機械装置は確かに人間の労働を軽減した側面はあるものの、機械化と、それがもたらした労働時間と生産性の管理（いわゆるテイラーシステム）は、それまでになかったような身体的、精神的疲労（神経衰弱、ノイローゼ、憂鬱症など）を誘発した。初等教育が義務化されるにともなって、子どもたちに過度の負担が課され、子どもたちが疲弊しているという批判さえあった。そうした状況のなかで、人々が休息する権利をいかにして勝ちえたかをコルバンは分析してみせた。『休息の歴史』は三十年近い時を経て、対象とする時代のスパンをおおきく拡大し、休息という概念と実践の変遷を明らかにしようとした著作ということができよう。

そのような直接的な系譜を別にすると、本書はコルバンの仕事全体のなかで位置づけが難しい著作と言えるかもしれない。ほぼ半世紀にわたる彼の仕事は、いくつかのカテゴリーに分類できる。感覚と感性の歴史、身体と性をめぐる著作、感情や情動の歴史、人間と自然や環境の関わりを論じた著作、そして近代フランスにおける地方と田舎の住人たちの精神世界の襞に分け入った研究、などである。しかし本書はそのいずれのカテゴリーにもすっきり回収されない。あえて分類するならば、休息が魂の平穏や、労働や、疲労との関連で議論されるかぎりで、感覚と感性の文化史に属すると言えそうだ。

この十年ほどの間に刊行されたコルバンの著作、たとえば『木陰の歴史』（二〇一三）、『静寂と沈黙の歴史』（二〇一六）、『草のみずみずしさ』（二〇一八）、『疾風とそよ風』（二〇二一）と照らし合わせてみると、方法論的な共通点が見えてくる。古代あるいは中世から現代まで、歴史の時間を長いスパンで切り取っていること、フランスだけでなく、西洋社会全体を視野に入れていること、そして史料としてしばしば文学作品や、近年の歴史学界で「エゴ・ドキュメント」と呼ばれる手紙、日記、自伝、回想録を活用していること、である。

休息というテーマの性質上、行政や司法文書、教会関連の史料、古文書館に収められている文書など、これまで歴史家たちが伝統的に参照してきた史料はあまり役立たない。休息への欲求やその効用は、公的な記録として残されるのではなく、私的な文書、あるいは文学作品のなかで表象されるからだ。本書においても、コルバンは聖書を繙き、ウェルギリウスやロンサールやローデンバックの詩集を手に取り、モンテーニュ、パスカルらフランス・モラリスト文学を参照し、ジョゼフ・ジュベールの手記やセヴィニェ夫人の書簡を引用し、サナトリウムの雰囲気を喚起するためにトーマス・マン『魔の山』やガデンヌ『シロエ』に言及する。その意味で、本書は休息をめぐる文学史としても読めるのである。

なお参考までに付言するならば、本書でコルバンが休息というテーマとの関連で触れた話題のいくつかは、他の歴史家によって発展させられている。たとえば、本書第6章で避難所としての寝室が休息にとって特権的な空間であることが強調されているが、寝室をめぐってはミシェル・ペローが『寝室の歴史』（二〇〇九、邦訳は藤原書店）を上梓して、私生活空間としての寝室だけでなく、修道院、兵舎、寄宿舎、ホテルの部屋、病室などひとが眠る場所を網羅的に考察してみせた。身体と精神の疲労はとりわけ十九世紀から現代にかけて多様な議論を巻き起こしてきたが、ジョルジュ・ヴィガレロが大著『疲労の歴史　中世から現代まで』（二〇二〇）のなかで、社会史、感性史、医学史そして経済史の観点から体系的に論じた。もちろんコルバンは彼らの著作を念頭に置きつつ、休息というテーマに特化して叙述を展開したのである。

今年八十八歳になったコルバンだが、現在も毎年のように新著を世に問うており、その健筆ぶりに衰えは見えない。本書以降も、単著として『脆弱性——漆喰とフランス史』（二〇二三）、共著として『感受性の歴史』（二〇二二）、『アラン・コルバン、歴史の作家』（二〇二四）が出版されている。そして本書が出る頃には、コルバンの最新作『喜びの歴史』*Histoire de la joie* がフランスで刊行されているはずだ。次はどのようなテーマでわれわれを驚かし、魅了してくれるのだろうか。

翻訳作業について言えば、まず佐野有沙が全体を訳し、その後小倉が訳文に目を通して、必要に応じて加筆修正を施した。その後、難解な箇所については二人で協議しながら訳文を練った。意味が取りづらい箇所については、コルバンに直接問い合わせることで解決できた。

編集を担当してくださったのは、藤原書店の刈屋琢さんである。原著にはない人名索引の作成や、訳文へのコメントなどでたいへんお世話になった。この場を借りて深い謝意を表する次第である。

二〇二四年九月

訳者を代表して　小倉孝誠

(3) Paul Gadenne, *Siloé*, Paris, Éditions du Seuil, 1974, p. 110.
(4) *Ibid.*, p. 135.
(5) *Ibid.*, p. 134.

結 論

(1) Francis Ponge, « La fabrique du pré », dans *Œuvres complètes*, Paris, Gallimard, coll. « Bibliothèque de la Pléiade », 2002, t. II, p. 425–561. 引用は 451–452 頁、および 478 頁と 500 頁からの抜粋である〔フランシス・ポンジュ『ポンジュ——人・語・物』阿部良雄訳・著、筑摩書房、1974 年〕。

(4) *Ibid.*, p. 61.

(5) « Portalis, lettre au Premier consul », dans Alain Corbin, *Les Cloches de la terre : paysage sonore et culture sensible dans les campagnes au XIXe siècle*, Paris, Albin Michel, 1994, p. 119〔アラン・コルバン『音の風景』小倉孝誠訳、藤原書店、1997 年〕.

(6) Cité dans Alain Corbin (dir.), *L'Avènement des loisirs*, Paris, Aubier, 1995, Julia Csergo, « Extension et mutation du loisir citadin », p. 131〔アラン・コルバン編『レジャーの誕生』渡辺響子訳、藤原書店、新版2010年〕.

(7) Georges Rodenbach, *Œuvre poétique*, Paris, Mercure de France, 2008, t. I, p. 240〔ジョルジュ・ローデンバック『ローデンバック集成』髙橋洋一訳、ちくま文庫、2005 年〕.

(8) *Ibid.*, t. I, p. 241.

(9) *Ibid.*, t. I, p. 240.

(10) *Ibid.*, t. I, p. 239–240.

(11) *Ibid.*, t. I, p. 239–240.

第 11 章　疲労と休息

(1) 疲労に関しては、ジョルジュ・ヴィガレロの次の大著を参照のこと。Georges Vigarello, *Histoire de la fatigue du Moyen Âge à nos jours*, Paris, Éditions du Seuil, coll. « L'Univers historique », 2020. ヴィガレロには劣るが、休息については、上述した *L'Avènement des loisirs* に収録された次の拙稿を参照。« La fatigue, le repos et la conquête du temps », p. 276–298〔『レジャーの歴史』第八章「疲労、休息、時間の征服」〕.

(2) Georges Vigarello, *Histoire de la fatigue…*, *op. cit.*, p. 237 sq. を参照。第 23 章では、知的過労、学校過労の誕生、精神的・知的疲労、神経疲労、神経衰弱等について長大に論じられている。

第 12 章　十九世紀末から二十世紀半ばにおける治療としての休息

(1) Pierre Guillaume, *Du désespoir au salut. Les tuberculeux aux XIXe et XXe siècles*, Paris, Aubier, coll. « Collection historique », 1986.

(2) Cf. Christophe Granger, « Le soleil, ou la saveur des temps insoucieux », dans Alain Corbin (dir.), *La Pluie, le Soleil et le Vent : une histoire de la sensibilité au temps qu'il fait*, Paris, Aubier, coll. « Collection historique », 2013, p. 37–68〔アラン・コルバン編『雨、太陽、風——天候にたいする感性の歴史』小倉孝誠監訳、藤原書店、2022 年〕.

(15) *Ibid.*, « À la forêt de Gastine », t. I, p. 705.

(16) *Ibid.*, « La lyre », t. II, p. 692.

(17) *Ibid.*, t. I, p. 706, et t. I, p. 533.

(18) Jean-Jacques Rousseau, *Rêveries du promeneur solitaire*, éd. de Michèle Crogiez, Paris, L.G.F., 2001〔ジャン＝ジャック・ルソー『孤独な散歩者の夢想』永田千奈訳、光文社古典新訳文庫、2012 年〕.

(19) *Ibid.*, « Cinquième Promenade », p. 113.

(20) *Ibid.*, p. 114.

(21) *Ibid.*

(22) *Ibid.*, p. 109.

(23) *Ibid.*, p. 110.

(24) *Ibid.*, p. 111.

(25) *Ibid.*, « Septième Promenade », p. 149.

(26) これを含めこのあとすべての引用は、Bescherelle, *Dictionnaire universel de la langue française*, Paris Garnier frères, édition de 1861 の「休息」の項からの抜粋である。

(27) Cf. *The Torrington Diaries*, p. 87–108, et Alain Corbin, *Le Territoire du vide : l'Occident et le désir du rivage*, Paris, Aubier, 1988〔アラン・コルバン『浜辺の誕生』福井和美訳、藤原書店、1992 年〕.

第 9 章　大地の休息

(1) これについては博士論文で指摘していた。*Archaïsme et Modernité en Limousin au XIXe siècle*, 2 tomes, Paris, Rivière, 1975 ; rééd. Limoges, Presses universitaires de Limoges, 2000.

第 10 章　日曜日の休息と「休息の悪魔」

(1) これらの点の詳細については、次の大著を参照のこと。Robert Beck, *Histoire du dimanche de 1700 à nos jours*, Paris, Éditions de l'Atelier/ Éditions Ouvrières, 1997. 本章はこの文献から大いに示唆を受けたものである。またコンスタンティヌス一世については、次を参照。Paul Veyne, « Quand le monde est devenu chrétien », dans Paul Veyne, *Une insolite curiosité*, Paris, Robert Laffont, 2020, notamment « Toujours le dimanche », p. 806–808.

(2) Pierre Collet, cité par Robert Beck dans *Histoire du dimanche*..., *op. cit.*, p. 61.

(3) *Ibid.*, p. 35.

本章はこの論考から大いに示唆を受けている。

(3) *Ibid.*, p. 645.

(4) *Ibid.*, p. 647.

(5) *Ibid.*

(6) この点については、次の優れた論考を参照のこと。Sébastien Rozeaux, « Le hamac », dans Pierre Singaravélou et Sylvain Venayre, *Le Magasin du monde*, Paris, Fayard, 2020, p. 385–389.

(7) Xavier de Maistre, *Voyage autour de ma chambre*, *op. cit.*, p. 60 et 71–72.

第 8 章　自然のなかの休息――前奏曲

(1) Virgile, *Bucoliques, Géorgiques*, Paris, Gallimard, coll. « Folio Classique », 1997, préface de Florence Dupont, p. 69, 89 et 105〔ウェルギリウス『牧歌／農耕詩』小川正廣訳、京都大学学術出版会、2004 年〕; et Paul Valéry, *Œuvres*, Paris, Gallimard, coll. « Bibliothèque de la Pléiade », t. I, 1957, « Variations sur les *Bucoliques* », p. 207–223, et traduction des *Bucoliques*, p. 207–223〔ポール・ヴァレリー『ヴァレリー集成』全 6 巻、筑摩書房、2011–12 年〕.

(2) *Ibid.*, p. 69, 89, 101, 105 et 115.

(3) Martial, *Épigrammes*, dans *Anthologie bilingue de la poésie latine*, Philippe Heuzé (dir.), Paris, Gallimard, coll. « Bibliothèque de la Pléiade », 2020, p. 561.

(4) この点については次の拙稿で論じている。Alain Corbin, « Les historiens et la fiction. Usages, tentations, nécessité… », *Le Débat, histoire, politique, société*, n° 165, mai-août 2011, p. 57–61.

(5) Ronsard, *Œuvres complètes*, Paris, Gallimard, coll. « Bibliothèque de la Pléiade », t. I, 1993 ; t. II, 1994〔ピエール・ド・ロンサール『ロンサール詩集』井上究一郎訳、岩波文庫、1974 年〕.

(6) *Ibid.*, « Ode XVIII », t. I, p. 902.

(7) *Ibid.*, « Derniers vers », t. II, p. 1102.

(8) *Ibid.*, « Épitaphe de l'abbesse de Poissy », t. II, p. 951.

(9) *Ibid.*, « Élégie X », t. II, p. 351.

(10) *Ibid.*, « Troisième livre des Odes », t. I, p. 785.

(11) *Ibid.*, t. II, p. 416.

(12) *Ibid.*, « Les Élégies, "second discours de Genève" », t. II, p. 325.

(13) *Ibid.*, « À la fontaine Bellerie », t. I, p. 755.

(14) *Ibid.*, « À la forêt de Gastine », t. I, p. 703.

ルのなかでも、ひとつの資料を選択することにする。Madame de Sévigné, *Correspondance*, Paris, Gallimard, coll. « Bibliothèque de la Pléiade », t. II, 1974.

(4) *Ibid.*, p. 1045.

(5) *Ibid.*, p. 1062.

(6) *Ibid.*, p. 1070.

(7) *Ibid.*, p. 986.「指導者」とは、ここではもちろん「良心の指導者」、すなわち聖職者のことを指している。

第 6 章　監禁状態での休息

(1) Ivan Gontcharov, *Oblomov*, Paris, Gallimard, coll. « Folio », 2007〔イワン・ゴンチャロフ『オブローモフ』米川正夫訳、岩波文庫、1976 年〕.

(2) Montaigne, *Essais, op. cit.*, p. 431.

(3) Marguerite de Navarre, *L'Heptaméron*, Paris, Gallimard, coll. « Folio Classique », 2000, p. 64, 66 et 67〔マルグリット・ド・ナヴァール『エプタメロン——ナヴァール王妃の七日物語』平野威馬雄訳、ちくま文庫、1995 年〕.

(4) Xavier de Maistre, *Voyage autour de ma chambre*, éd. Florence Lotterie, Paris, Flammarion, « GF », 2003, p. 29〔グザヴィエ・ド・メーストル『部屋をめぐる旅　他二篇』加藤一輝訳、幻戯書房、2021 年〕.

(5) これらの点については、上記文献中のフロランス・ロトリーによる解説、とりわけ 18 頁および 20 頁を参照。

(6) 入眠感覚とは、意識がまだ存在しているとき睡眠に導く感覚である。

(7) Diderot, *Œuvres, op. cit.*, « Regrets sur ma vieille robe de chambre », p. 973–974.

(8) Xavier de Maistre, *Voyage autour de ma chambre, op. cit.*, p. 50 et 67.

(9) *Ibid.*, p. 81.

(10) *Ibid.*, p. 133.

第 7 章　便利な品々と休息の新たな姿勢、十八—十九世紀

(1) La Bruyère, *Les Caractères*, éd. Emmanuel Bury, Paris, L.G.F., 1995, p. 545〔ジャン・ド・ラ・ブリュイエール『カラクテール——当世風俗誌』関根秀雄訳、岩波文庫、1952–53 年〕.

(2) Georges Vigarello, « Le fauteuil », dans Pierre Singaravélou et Sylvain Venayre, *Histoire du monde au XIXe siècle*, Paris, Pluriel, 2019, p. 644 sq.

« Bibliothèque de la Pléiade », 1964, « De la retraite », p. 540〔フランソワ・ド・ラ・ロシュフコー『箴言集』武藤剛史訳、講談社学術文庫、2019年〕.

(15) *Ibid.*, p. 541.

(16) *Ibid.*

(17) *Ibid.*, « Maximes supprimées », p. 488.

(18) Madame de Sablé, citée dans *Moralistes du XVIIe siècle*, Paris, Robert Laffont, coll. « Bouquins », 1992, p. 247.

(19) *Ibid.*, p. 278.

(20) *Ibid.*, p. 806.

(21) *Ibid.*, p. 845.

(22) *Ibid.*, p. 894.

(23) *Ibid.*, « Amusements sérieux et comiques », p. 1002.

(24) Diderot, *Œuvres*, Paris, Gallimard, coll. « Bibliothèque de la Pléiade », 1951, p. 977〔ドゥニ・ディドロ『ディドロ著作集』全4巻、小場瀬卓三・平岡昇・鷲見洋一・井田尚監修、法政大学出版局、2013年〕.

(25) *Ibid.*, « Essai sur la peinture », p. 1179.

(26) Joseph Joubert, *Carnets*, Paris, Gallimard, 1994, t. I, p. 152.

(27) *Ibid.*, t. I, p. 621.

(28) *Ibid.*, t. II, p. 393.

(29) *Ibid.*, t. II, p. 444.

(30) *Ibid.*, t. II, p. 476.

(31) ただし選挙制であり、自由に処することはできなかった皇帝の位を除く。この閑話休題では、カール五世に関する著作のうちでも、とりわけピエール・ショーニュとミシェル・エスカミラによる次の優れた研究書を参照している。*Charles Quint*, Paris, Fayard, 2000, et Tallandier, 2013 et 2020.

第5章　失脚——休息の機会

(1) Alain Corbin, « Paris-province », dans Pierre Nora (dir.), *Les Lieux de mémoire*, Paris, Gallimard, III. Les France, t. 1 : *Conflits et partages*, p. 777–823〔アラン・コルバン「パリと地方」ピエール・ノラ編『記憶の場1　対立——フランス国民意識の文化＝社会史』谷川稔監訳、岩波書店、2002年〕.

(2) *Pensées*, dans Pascal, *Œuvres complètes*, *op. cit.*, p. 1144.

(3) ビュッシー＝ラビュタンによる膨大な自己を語るエクリチュー

aimé », p. 633. サラミテ人の女は、聖書ではソロモンの雅歌の最愛の人である。

（11） *Ibid.*

（12） *Ibid.*, p. 634 ;『ルカによる福音書』10 章 19 節に登場する挿話への暗示。

（13） *Ibid.*, p. 634.

（14） *Ibid.*, p. 635.

（15） *Ibid.*, p. 636.

（16） *Ibid.*, p. 638.

（17） *Ibid.*

（18） *Ibid.*, p. 639–640.

（19） Bossuet, *Œuvres*, Paris, Gallimard, coll. « Bibliothèque de la Pléiade », 1961, « Sermon sur la mort », p. 1084–1085.

（20） *Ibid.*, « Deuxième panégyrique de saint Benoît », p. 565. accoisé はここでは「安らいで」の意 (cf. p. 1444)。

（21） *Ibid.*, p. 566.

（22） Jean Deprun, *La Philosophie de l'inquiétude en France au XVIIIe siècle*, Paris, Vrin, 1979.

第 4 章　近世の隠居、引退あるいは「休息を編み出す技」

（1） Michel de Montaigne, *Essais*, Paris, Gallimard, coll. « Bibliothèque de la Pléiade », 1950, p. 279〔ミシェル・ド・モンテーニュ『エセー』全 7 巻、宮下志朗訳、白水社、2005–16 年〕.

（2） *Ibid.*, p. 280.

（3） *Ibid.*, p. 279.

（4） *Ibid.*, p. 429.

（5） *Ibid.*, p. 430.

（6） *Ibid.*, p. 284.

（7） *Ibid.*, p. 285.

（8） *Ibid.*, p. 284.

（9） *Ibid.*, p. 277, 279, 280 et 286.

（10） *Ibid.*, p. 284.

（11） *Ibid.*

（12） *Ibid.*, p. 282.

（13） *Ibid.*

（14） La Rochefoucauld, *Œuvres complètes*, Paris, Gallimard, coll.

原注

第１章　安息日と楽園の休息

（1） Jean Chevalier et Alain Gheerbrant, *Dictionnaire des symboles*, Paris, Robert Laffont, coll. « Bouquins », 1982 所収の論文 « Repos » を参照。

（2） *Bible de Jérusalem,* L'Exode, Paris, Éditions du Cerf, 2001, p. 171.

（3） *Ibid.*

（4） *Ibid.*

（5） *Ibid.*, p. 177 et 178.

（6） *Bible de Jérusalem*, *ibid.*, p. 233. 編者たちの注釈より。

（7） *Ibid.*, p. 237.

（8） John Milton, *Le Paradis perdu*, traduction de Chateaubriand, Paris, Gallimard, NRF, 1995, p. 125–126〔ジョン・ミルトン『失楽園』平井正穂訳、岩波文庫、1981 年〕.

（9） *Ibid.*, p. 133.

（10） *Ibid.*, p. 340.

第３章　休息と心の平穏

（1） Pascal, *Œuvres complètes*, Paris, Gallimard, coll. « Bibliothèque de la Pléiade », 1954, p. 1139〔ブレーズ・パスカル『メナール版 パスカル全集』赤木昭三・塩川徹也ほか訳、白水社、1993–94 年〕.

（2） *Ibid.*, p. 1142.

（3） 中世にとりわけ多くの修道士を襲った怠惰《アセディア》は、信仰と希望を脅かすという理由で、教会から弾劾された精神的害悪である。

（4） Pascal, *Œuvres complètes*, *op. cit.*

（5） *Ibid.*, p. 1143.

（6） *Ibid.*, p. 1138–1139.

（7） *Ibid.*, p. 1141.

（8） *Ibid.*, p. 1171.

（9） Thérèse d'Avila, Jean de la Croix, *Œuvres*, Paris, Gallimard, coll. « Bibliothèque de la Pléiade », 2012, « Livre de la vie », p. 91–93.

（10） Saint François de Sales, *Œuvres*, Paris, Gallimard, coll. « Bibliothèque de la Pléiade », 1969, chap. « Du repos de l'âme recueillie en son bien-

ルソー，J.-J.　83, 92-7, 99, 102-4, 147
ローデンバック，G.　68, 122-3
ロトリー，F.　66
ロンサール，P. de　79, 83-9, 91-2

ナ　行

ナヴァール，M. de　64
ナポレオン・ボナパルト　119
ナポレオン 3 世　62

ハ　行

パスカル，B.　30-2, 56, 59, 66, 116
バッハ，J. S.　26
バートン，R.　99-100, 146
バルザック，H. de　130

ヒポクラテス　66
ビュッシー＝ラビュタン　57-9

フェヌロン，F.　32, 36
フェリペ 2 世　51
フェレ，C.　134
フォーレ，G.　26
フーケ，N.　58
ブラームス，J.　26
フランソワ 1 世　50

ベック，R.　116-8
ペッリコ，S.　62
ペトラルカ　87, 146
ベリー公妃　103
ベルナルドゥス（クレルヴォーの）　37
ベルリオーズ，H.　26
ヘンデル，G. F.　27
ヘンリー 8 世　50

ボシュエ，J.-B.　27, 36-8
ボードレール，C.　68, 121
ポルタリス，J. É. M.　119
ポンジュ，F.　149

マ　行

マション，J.-B.　30
マタイ　18, 26
マリア（マグダラの）　34
マルコ　18
マルティアリス　81-2
マン，T.　140

ミルトン，J.　19-21

メアリー・テューダー（イングランド女王）　51
メーストル，X. de　66, 69-70, 76
メーヌ・ド・ビラン, F. P. G.　97

モーセ　16-7, 19
モーツァルト，W. A.　26
モリノス，M. de　32
モンテーニュ，M. de　40-2, 44, 62-3, 85

ヤ　行

ユゴー，V.　68

ラ　行

ラ・クレロン　74
ラシーヌ，J.　74
ラッセル，R.　102-4
ラ・ブリュイエール，J. de　45, 72
ラ・ロシュフーコー，F. de　40, 43-4

ルイ 14 世　58
ルカ　18
ルクレティウス　44

人名索引

原則として実在の人名を採り，五十音順で配列した。

ア 行

アラン　10, 95-6
アリエス，P.　25

イエス　27, 34-5, 52, 114, 116

ヴァレス，J.　121
ヴァレリー，P.　78
ヴィアネー，J.-M.　120
ヴィガレロ，G.　73, 75
ヴェーヌ，P.　115
ヴェブレン，T.　129
ウェルギリウス　78-9, 91, 146
ヴェルディ，G.　26
ヴェルナージュ，E.-F. de　45
ヴェルネ，J.　46

カ 行

ガデンヌ，P.　140-1
カール5世　49-53
ガルジー，J.　11

ギュイヨン夫人　32
ギヨーム，P.　138

グレコ，J.　126

コレ，P.　116
コンスタンティヌス1世　115
ゴンチャロフ，I.　62

サ 行

サド侯爵　62
サブレ夫人　44
サル，F. de　33-6, 116
サン＝ジュスト，L. A. L. de　98
サンナザーロ，J.　89

シャルコー，J.-M.　143
ジュベール，J.　46-7, 97, 130
小プリニウス　81
ジョージ3世　103

スタンダール　129
スモレット，T.　100

聖ジャン＝デスティサック　63
聖ベネディクトゥス　37-8
聖母マリア　121
セヴィニエ侯爵夫人　57-9

タ 行

ティツィアーノ・ヴェチェッリオ　51
ディドロ，D.　46, 67
テオクリトス　78
デポルト，P.　87
デュ・カン，M.　121
デュフレニー，C. R.　45
テレサ（アビラの）　33

ドゥプラン，J.　38, 94
ドリュモー，J.　26
トリントン，J. B.　100-1
トレネ，C.　125
トロンシャン，T.　104

著者紹介

アラン・コルバン（Alain Corbin）

1936年フランス・オルヌ県生。カーン大学卒業後、歴史の教授資格取得（1959年）。リモージュのリセで教えた後、トゥールのフランソワ・ラブレー大学教授として現代史を担当（1972–86）。1987年よりパリ第1大学（パンテオン=ソルボンヌ）教授として、モーリス・アギュロンの跡を継いで19世紀史の講座を担当。現在は同大学名誉教授。

“感性の歴史家”としてフランスのみならず西欧世界の中で知られており、近年は『身体の歴史』（全3巻、2005年、邦訳2010年）『男らしさの歴史』（全3巻、2011年、邦訳2016–17年）『感情の歴史』（全3巻、2016–17年、邦訳2020–22年）の3大シリーズ企画の監修者も務め、多くの後続世代の歴史学者たちをまとめる存在としても活躍している。

著書：

『娼婦』（1978年、邦訳1991年・新版2010年）
『においの歴史』（1982年、邦訳1990年）
『浜辺の誕生』（1988年、邦訳1992年）
『音の風景』（1994年、邦訳1997年）
『レジャーの誕生』（1995年、邦訳2000年・新版2010年）
『記録を残さなかった男の歴史』（1998年、邦訳1999年）
『快楽の歴史』（2008年、邦訳2011年）
『知識欲の誕生』（2011年、邦訳2014年）
『処女崇拝の系譜』（2014年、邦訳2018年）
『草のみずみずしさ』（2018年、邦訳2021年）
『雨、太陽、風』（2013年、邦訳2022年）
『木陰の歴史』（2013年、邦訳2022年）
『未知なる地球』（2020年、邦訳2023年）
『1930年代の只中で』（2019年、邦訳2023年）
『疾風とそよ風』（2021年、邦訳2024年）

ほか（邦訳はいずれも藤原書店）

訳者紹介

小倉孝誠（おぐら・こうせい）

1956年生。慶應義塾大学教授。専門は近代フランスの文学と文化史。87年、パリ第4大学文学博士。88年、東京大学大学院博士課程中退。著書に『身体の文化史』『愛の情景』（中央公論新社）、『犯罪者の自伝を読む』（平凡社）、『革命と反動の図像学』『ゾラと近代フランス』（白水社）、『歴史をどう語るか』（法政大学出版局）など。また訳書に、コルバン『音の風景』『風景と人間』『空と海』『草のみずみずしさ』（共訳、以上藤原書店）、フローベール『紋切型辞典』（岩波文庫）など、監訳書に、コルバン他監修『身体の歴史』（全3巻、日本翻訳出版文化賞受賞）『男らしさの歴史』（全3巻）『感情の歴史』（全3巻、以上藤原書店）がある。

佐野有沙（さの・ありさ）

1991年生。慶應義塾大学通信教育部講師。専攻は前衛芸術運動。慶應義塾大学大学院文学研究科後期博士課程単位取得退学。2018年パリ第3大学博士課程留学。
主な論文に「『ジャックマン大通り』、偽名の楽しみ」（『慶應義塾大学フランス文学研究室紀要』2019年12月）、翻訳に「ピエール・ジュルド『闘牛士を剝製にする』（抄訳）」（『慶應義塾大学日吉紀要フランス語フランス文学』2022年10月）、バジル・ドガニス監督『メルテム――夏の嵐』（2020）などがある。

休息《きゅうそく》の歴史《れきし》

2024年10月30日　初版第1刷発行©

訳　者　小倉孝誠
　　　　佐野有沙

発行者　藤原良雄

発行所　株式会社 藤原書店

〒162-0041　東京都新宿区早稲田鶴巻町523
電　話　03（5272）0301
FAX　03（5272）0450
振　替　00160 - 4 - 17013
info@fujiwara-shoten.co.jp

印刷・製本　中央精版印刷

落丁本・乱丁本はお取替えいたします
定価はカバーに表示してあります

Printed in Japan
ISBN978-4-86578-438-1

コルバンが全てを語りおろす

感性の歴史家アラン・コルバン

A・コルバン
小倉和子訳

飛翔する想像力と徹底した史料批判の心をあわせもつコルバンが、「感性の歴史」を切り拓いてきたその足跡を、『娼婦』『においの歴史』から『記録を残さなかった男の歴史』までの成立秘話を交え、初めて語りおろす。

四六上製　三〇四頁　**二八〇〇円**
(二〇〇一年一一月刊)
◇978-4-89434-259-0
HISTORIEN DU SENSIBLE　Alain CORBIN

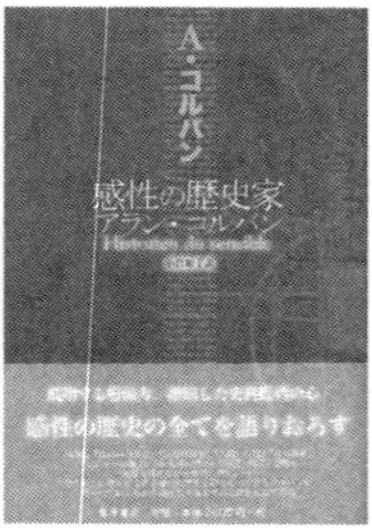

「感性の歴史家」の新領野

風景と人間

A・コルバン
小倉孝誠訳

歴史の中で変容する「風景」を発見する初の風景の歴史学。詩や絵画などの美的判断、気象・風土・地理・季節の解釈、自然保護という価値観、移動速度や旅行の流行様式の影響などの視点から「風景のなかの人間」を検証。

四六変上製　二〇〇頁　**二二〇〇円**
(二〇〇二年六月刊)
◇978-4-89434-289-7
L'HOMME DANS LE PAYSAGE　Alain CORBIN

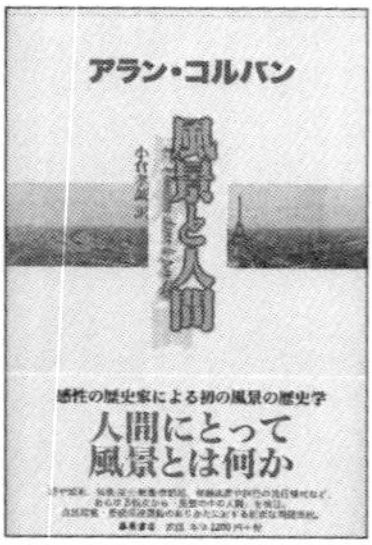

五感を対象とする稀有な歴史家の最新作

空と海

A・コルバン
小倉孝誠訳

「歴史の対象を発見することは、詩的な手法に属する」。十八世紀末から西欧で、人々の天候の感じ取り方に変化が生じ、浜辺への欲望が高まりを見せたのは偶然ではない。現代に続くこれら風景の変化は、視覚だけでなく聴覚、嗅覚、触覚など、人々の身体と欲望そのものの変化と密接に連動していた。

四六変上製　二〇八頁　**二二〇〇円**
(二〇〇七年二月刊)
◇978-4-89434-560-7
LE CIEL ET LA MER　Alain CORBIN

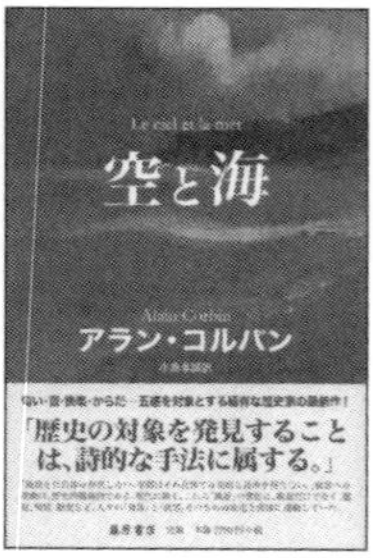

現代人と「時間」の関わりを論じた名著

レジャーの誕生〈新版〉㊤㊦

A・コルバン
渡辺響子訳

仕事のための力を再創造する自由時間から、「レジャー」の時間への移行過程を丹念に跡づける大作。

A５並製　㊤二七二頁　㊦三〇四頁　口絵八頁　**各二八〇〇円**
(二〇〇〇年七月／二〇一〇年一〇月刊)
㊤◇978-4-89434-766-3
㊦◇978-4-89434-767-0
L'AVÈNEMENT DES LOISIRS(1850-1960)　Alain CORBIN

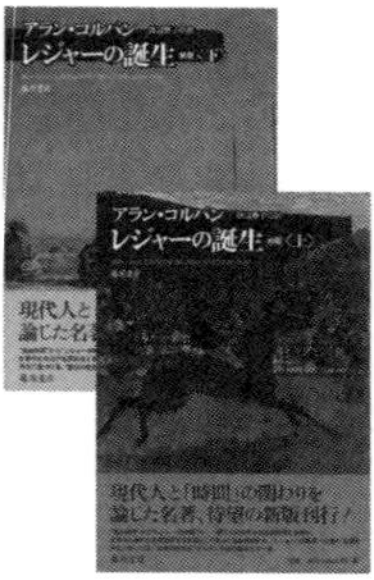

浜辺リゾートの誕生

浜辺の誕生

〈海と人間の系譜学〉

A・コルバン
福井和美訳

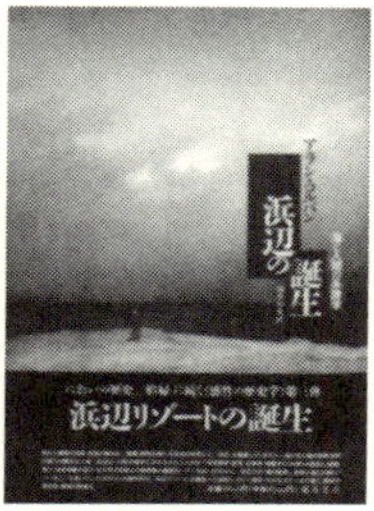

長らく恐怖と嫌悪の対象であった浜辺を、近代人がリゾートとして悦楽の場としてゆく過程を抉り出す。海と空と陸の狭間、自然の諸力のせめぎあう場、「浜辺」は人間の歴史に何をもたらしたのか？

Ａ５上製　七六〇頁　**八六〇〇円**
（一九九二年一二月刊）
◇978-4-938661-61-8

LE TERRITOIRE DU VIDE　Alain CORBIN

アナールの重鎮が「寝室」を描く初の歴史

寝室の歴史

〈夢／欲望と囚われ／死の空間〉

M・ペロー
持田明子訳

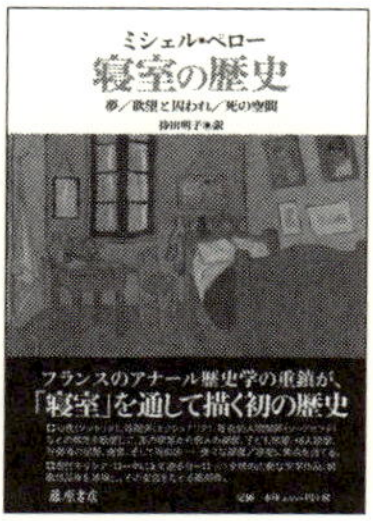

心性（マンタリテ）、性関係（セクシュアリテ）、社会的人間関係（ソシアビリテ）等の概念を駆使し、王の寝室、個人の部屋、子ども部屋、婦人部屋、労働者の部屋、病室、死の床……様々な部屋／寝室に焦点を当てる。ヨーロッパ全域の広範な文学作品、絵画作品等を渉猟し、その変容をたどる画期作。

四六上製　五五二頁　**四二〇〇円**
（二〇二一年一月刊）
◇978-4-86578-282-0

HISTOIRE DE CHAMBRES　Michelle PERROT

〝感性の歴史家〟による「草」と「人間」の歴史

草のみずみずしさ

〈感情と自然の文化史〉

A・コルバン
小倉孝誠・綾部麻美訳

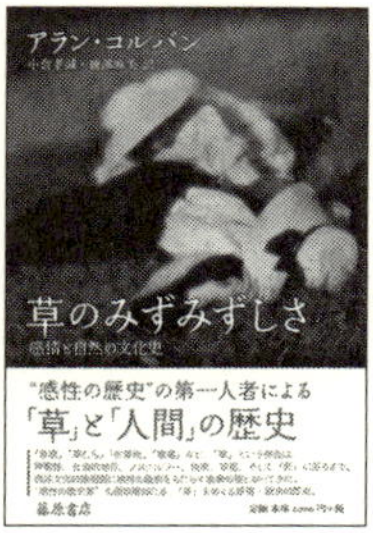

「草原」「草むら」「牧草地」「牧場」など、「草」という存在は、神聖性、社会的地位、ノスタルジー、快楽、官能、そして「死」に至るまで、西洋文化の諸側面に独特の陰影をもたらす表象の核となってきた。〝感性の歴史家〟の面目躍如たる、「草」をめぐる感情・欲求の歴史。

四六上製　二五六頁　**カラー口絵八頁**　**二七〇〇円**
（二〇二一年五月刊）
◇978-4-86578-315-5

LA FRAÎCHEUR DE L'HERBE　Alain CORBIN

感性の歴史家の新たな金字塔

木陰の歴史

〈感情の源泉としての樹木〉

A・コルバン
小黒昌文訳

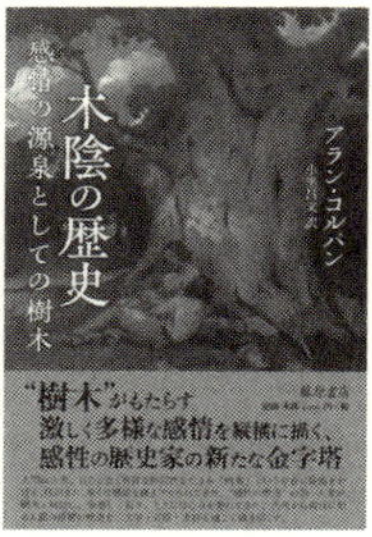

人間は古来、自らと全く異質な時間性を生きる「樹木」という存在に畏怖をおぼえ、圧倒され、多くの感情を掻き立てられてきた。〝感性の歴史〟の第一人者が、樹木と対話し、交感し、祈り、ときには心身を委ねてきた、古代から現代に至る人間の感情の歴史を、文学・芸術・史料を通じて描き尽くす。

四六上製　四八八頁　**カラー口絵一六頁**　**四五〇〇円**
（二〇二二年一一月刊）
◇978-4-86578-366-7

LA DOUCEUR DE L'OMBRE　Alain CORBIN